CONTRIBUTION A L'ÉTU[DE]

DE LA

FOLIE CHEZ LES VIEILLARDS

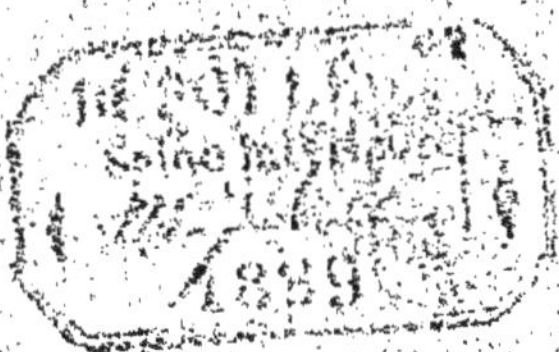

PAR

Le Docteur L. THIVET

Ancien interne des Asiles et de la Maison nationale de Charenton.
Lauréat de la Société médico-psychologique.
Prix Esquirol (1889).

PARIS
G. STEINHEIL, ÉDITEUR
2, RUE CASIMIR-DELAVIGNE, 2

1889

CONTRIBUTION A L'ÉTUDE

DE LA

FOLIE CHEZ LES VIEILLARDS

DU MÊME AUTEUR :

De la Sénilité physiologique et pathologique

(Mémoire couronné par la Société Médico-psychologique.)

CONTRIBUTION A L'ÉTUDE

DE LA

FOLIE CHEZ LES VIEILLARDS

PAR

Le Docteur L. THIVET

Ancien interne des Asiles et de la Maison nationale de Charenton.
Lauréat de la Société médico-psychologique.
Prix Esquirol (1889).

PARIS
G. STEINHEIL, ÉDITEUR
2, RUE CASIMIR-DELAVIGNE, 2

1889

CONTRIBUTION A L'ÉTUDE

DE LA

FOLIE CHEZ LES VIEILLARDS

INTRODUCTION

Depuis que nous nous livrons plus spécialement à l'étude des maladies mentales et durant le stage que nous avons accompli dans différents services en qualité d'interne, nous avons cru remarquer que parmi le grand nombre d'aliénés qu'il nous a été donné d'observer, ceux d'un âge moyen occupaient en général l'attention et paraissaient offrir un plus grand intérêt, tandis que d'autres, les vieillards, étaient quelque peu laissés dans l'ombre.

Et cependant les désordres cérébraux que peuvent présenter ces derniers sont parfois bien complexes. Loin de revêtir toujours les caractères de la démence, les conceptions délirantes du vieillard peuvent, en raison même de son âge, n'être pas dénuées d'originalité, parfois même elles sont d'une extrême netteté.

De là nous est venue l'idée de ce travail, dans lequel,

après avoir examiné le vieillard dément, nous nous attachons à rechercher quels sont les vieillards aliénés qui ne répondent pas à ce type, pour les en distraire et les étudier séparément. Nous en donnons pour chaque espèce un certain nombre d'observations.

Nous n'avons certes pas la prétention d'avoir épuisé ce sujet et sans doute sommes-nous resté bien inférieur à notre tâche ; quoi qu'il en soit on estimera peut-être que nous avons apporté quelques matériaux utiles à cette étude et nous serons suffisamment payé de notre peine.

HISTORIQUE

La plupart des auteurs qui se sont occupés de psychologie morbide ont parlé de la folie des vieillards ; il en est peu qui aient insisté sur ce sujet. Pendant fort longtemps on a cru qu'un seul genre d'aliénation mentale pouvait frapper l'homme qui a atteint les limites extrêmes de l'existence ; on ne connaissait d'autre folie de la vieillesse que la démence sénile.

Georget fut un des premiers à réagir contre cette opinion.

Esquirol eut le mérite de préciser ce qu'il fallait entendre par démence : « C'est une aliénation très distincte, dans laquelle le désordre des idées, des affections, des déterminations est caractérisé par la faiblesse, l'abolition plus ou moins prononcée de toutes les facultés sensitives, intellectuelles et volontaires ». Pour lui cette affection est en rapport direct avec les progrès de l'âge.

Foville père, Parchappe, Calmeil constatèrent à l'autopsie des déments l'atrophie des circonvolutions et l'agrandissement des sillons qui les séparent. Grâce à leurs travaux, la démence fut donc connue et étudiée ; quant aux autres formes d'aliénation mentale, quant aux vésanies du vieillard, il n'en est point fait mention par les observateurs dans leurs descriptions.

Il faut arriver à Brierre de Boismont pour en trouver

l'indication. Cet auteur rapporte l'observation d'une femme de 66 ans qui fut atteinte de lypémanie-suicide.

Morel s'étend assez longuement sur la folie sénile. Marcé dans son traité des maladies mentales s'exprime ainsi : « L'âge avancé des sujets facilite le développement de la démence, alors même qu'il n'existe aucune autre complication. J'ai vu guérir en deux mois un accès de mélancolie chez une dame de 75 ans ; mais ces faits sont rares et pour peu que la maladie se prolonge, l'affaiblissement sénile qui est une des lois de l'évolution de l'intelligence ne tarde pas à survenir et à lui imprimer le cachet de l'incurabilité ».

Enfin Griesinger (1865) dans son chapitre sur les prédispositions aux maladies mentales admet qu'au delà de 50 ans l'aliénation mentale tend à diminuer considérablement. « Toutefois, dit-il, on retrouve encore jusqu'aux dernières limites de la vie humaine une certaine disposition à la folie. La démence sénile n'est pas, du reste, la seule forme mentale que l'on observe dans un âge très avancé ; » et il cite comme exemple un accès de mélancolie observé chez une personne de 80 ans.

Depuis, tous les auteurs modernes, dans leurs travaux, ont consacré quelques lignes à cette étude. Leurs opinions seront rapportées au cours de ce travail.

Nous devons cependant citer d'une façon particulière les leçons orales de M. le professeur Ball ; les Annales médico-psychologiques, l'ouvrage de Legrand du Saulle (Testaments contestés pour cause de folie) ; les articles du Dictionnaire encyclopédique et ceux du Dictionnaire de médecine pratique.

DIVISION DU SUJET

Notre travail se divise en plusieurs chapitres.

Le premier traite du vieillard à l'état physiologique. Nous y examinons la sénilité au point de vue du terrain mental spécial qu'elle offre aux formes délirantes.

Nous passons ensuite à l'étude de la démence en commençant par rappeler ce qu'en ont dit la plupart des auteurs.

Les chapitres suivants sont consacrés à l'examen des différentes maladies mentales que nous avons rencontrées le plus souvent chez les vieillards, telles que : Mélancolie, Manie, Délire de persécutions, Délire de grandeurs, Alcoolisme.

On trouvera également quelques pages relatives à la paralysie générale sénile.

Enfin nous terminons par l'exposé de quelques considérations sur le testament et le suicide, envisagés chez le vieillard, ces deux questions nous ayant paru mériter une place spéciale au point de vue de la médecine légale.

CHAPITRE PREMIER

Sénilité.

La première question qui se pose est de savoir ce qu'est la vieillesse. Où commence-t-elle, quels sont ses caractères ? Quel est le terrain sur lequel se développent les affections que nous allons étudier ?

Le seul moyen de comprendre les modifications pathologiques qui peuvent survenir chez un sujet quelconque est de connaître d'abord l'état normal.

Ce procédé méthodique s'impose surtout ici et la physiologie du vieillard nous semble mériter une description spéciale.

Voyons ce qu'en ont dit les auteurs : Dans son article du Dictionnaire encyclopédique, Tourdes s'exprime ainsi : « Le mouvement de décomposition augmente pendant la dernière période de la vie, la vieillesse. Alors, le plus souvent l'embonpoint disparaît pour faire place à une maigreur quelquefois squelettique; les tissus artériels et fibreux s'encroûtent, la circulation veineuse se fait avec difficulté, la calorification s'abaisse; une sorte d'atrophie s'empare des divers systèmes; la peau se plisse sur les organes rétrécis, se sèche, se couvre de rides; l'énergie musculaire s'affaiblit chaque jour, la démarche devient chancelante, la taille se courbe ; enfin l'intelligence subit, en général, une extinction graduelle, et il survient une décrépitude physique et morale qui se termine par la mort. Les maladies affectent dans cette dernière phase de la vie un aspect particulier de langueur ; la forme congestive et la dynamie en sont les caractères dominants ».

Sans doute ces signes sont vrais pris dans leur ensemble, mais cette décrépitude physique et morale dont parle Tourdes est loin d'atteindre tous les vieillards et il n'est pas un de nous qui n'en connaisse un certain nombre parvenus à l'âge le plus avancé et possédant encore des facultés qui pour être moins brillantes feraient cependant envie à plus d'un homme dans sa période de maturité.

Pour Zacchias, la vieillesse commence à 60 ans : « evidenter patet omnes in illa ætate senes dici debere ». Il la divise en trois parties : « cruda, viridisque senectus » ; puis la vieillesse proprement dite et enfin le grand âge, « ultima senectus ». Mais qu'entend-il par « ultima senectus » ? Ici le nombre des années n'est plus précisé et il serait difficile qu'il en soit autrement, car bien des causes hâtent ou éloignent cette période ultime. Toutefois, Zacchias conseille à l'homme de 70 ans de s'éloigner des affaires publiques, et dans sa pensée il fait encore des réserves, car plus loin il ajoute : « Ætas non annis sed viribus æstimatur ».

MM. Ball et Chambard (Dictionnaire encyclopédique) analysant les facultés intellectuelles du vieillard, nous montrent les attributs de la sénilité et nous tracent le tableau de ces sujets chez lesquels la longévité intellectuelle a marché de pair avec la longévité physique : « Le premier signe de la sénilité est une diminution notable de la mémoire, de l'imagination et des facultés affectives, tandis que le jugement fortifié par une longue expérience de la vie et gagnant en sûreté ce qu'il perd en souplesse et en étendue, dirige mieux que par le passé la conduite et les affections du vieillard et lui donne cette sagesse dont les anciens faisaient un des attributs de la vieillesse, si honorée parmi eux. C'est surtout chez les hommes doués d'une haute culture intellectuelle et dont la vie a été tout entière consacrée au travail et à l'étude que l'on peut observer dans toute sa plénitude cette puissance des facultés de coordination et cette sagesse qui est un guide si sûr pour ceux qui sont moins avancés dans le chemin de la vie.

C'est parmi eux également que l'on rencontre ces cas de longévité intellectuelle dont on a vu tant d'illustres exemples depuis Fontenelle et Voltaire jusqu'au professeur Bouillaud, et si les hommes qui se livrent à une profession cérébrale sont exposés à une mortalité bien autrement grande que les autres, si la folie et la paralysie générale atteignent souvent leurs cerveaux surmenés, il faut reconnaître avec M. Proust que leur sort a au point de vue intellectuel de larges compensations : « La vie intellectuelle, dit cet éminent hygiéniste, convient à certaines natures, et l'on a vu d'illustres savants, après une laborieuse existence, atteindre les limites extrêmes de la vieillesse. On peut citer les noms d'Arago, de Biot, de Thénard, de Thiers, etc. C'est qu'en effet, parmi les avantages d'une vie consacrée à la culture d'une intelligence, il faut placer en première ligne, la longévité intellectuelle, car il est incontestable que les savants, lorsqu'ils survivent aux inconvénients de la carrière qu'ils ont adoptée ne subissent point cet affaissement moral qui marque la fin de la carrière de la plupart des hommes, lorsqu'ils ont dépassé la cinquantaine, et que, vivant sur un fonds d'idées acquises, incapables d'accepter ou même de comprendre les idées nouvelles, ils ne se guident que par la routine et deviennent des obstacles au progrès ».

Aussi que de nuances parfois difficiles à saisir depuis le vieillard dont les facultés maîtresses ont conservé toute leur intégrité jusqu'à celui qui touche déjà aux confins de la démence. Les idées, le caractère, les habitudes, les actes et les passions peuvent être modifiés par les progrès de l'âge; c'est d'ailleurs le cas le plus fréquent.

D'une façon générale on peut dire que le système nerveux est affaibli dans son fonctionnement et qu'il réagit moins qu'autrefois, même lorsqu'il y est excité par des impressions morales de toute nature. Là est peut-être l'explication de ce fait que dans toutes les maladies mentales que l'on étudie chez le vieillard, c'est la forme dépressive que l'on rencontre le plus souvent.

Certes ce n'est pas chose facile que d'examiner un vieillard, car pour Legrand du Saulle, c'est toucher à toute sa vie. Aussi cet auteur insiste-t-il sur ce sujet dans son « Étude médico-légale sur les testaments » et énumère-t-il toutes les conditions que doit remplir le médecin pour savoir lire dans le registre cérébral de l'homme qui a parcouru une longue existence, pour savoir doser la somme d'intelligence, de liberté et de volonté qui a pu rester au service de celui-ci, en un mot pour être un juge compétent.

Ces notions servent de base à une foule d'applications médico-légales et l'on conçoit que pour les mettre en pratique, il est indispensable de connaître cet état physiologique dont nous avons parlé plus haut.

Legrand du Saulle nous a laissé une description que nous ne saurions passer sous silence : « Le vieillard, dit-il, est fin, pénétrant, sagace, réfléchi et prudent. Comme il a été diversement éprouvé par les passions, les événements ou les chances de la fortune, il est mesuré dans son langage, sobre dans ses conjectures, mûr dans ses jugements ; il a du sang-froid, de la logique, de l'ordre et de l'esprit de suite. Ses manifestations intellectuelles sont empreintes de quelque langueur ; son imagination est moins brillante, son esprit moins fécond ; ses facultés mentales n'ont pas le même don d'assimilation, mais elles conservent à peu près leur niveau ancien. Circonspect, craintif, méfiant, méticuleux, instruit par l'expérience, fortifié par les épreuves, éclairé par la connaissance des hommes et des choses, le vieillard ne sacrifie rien à la chimère, a horreur de l'inconnu, pressent l'avenir avec quelque justesse, se hâte lentement et n'agit qu'à bon escient. Sans initiative et sans élans, il n'accepte de leçons que du passé, se replie sur lui-même, recule devant toute entreprise hardie et n'ajoute qu'une foi médiocre aux vertus humaines. Indifférent, égoïste, aimant de moins en moins les autres, s'aimant chaque jour davantage, il rapporte tout à lui-même et laisse complaisamment le moi se centupler.

La mémoire est moins sûre, les noms sont mal retenus et les dates s'oublient, alors que le souvenir des faits reste fidèle et tenace. Se livrant à des analyses rétrospectives, comparant avec amertume l'éclat si brillant du passé avec la monotonie si terne du présent, et se passionnant à propos de ce qu'il a vu, dit ou fait autrefois, le vieillard n'estime que ce qu'il a perdu, n'apprécie pas ce qu'il a gagné, et à travers les brumes de l'âge, il évoque partialement son printemps.

Toutefois, qu'un sentiment très vif se fasse jour ou qu'un intérêt sérieux entre en jeu, et cette mémoire douteuse vient à reprendre soudainement toutes ses clartés. »

Nous voulons encore, avant de passer outre, insister sur un point qui a donné lieu à bien des controverses : On sait qu'un grand nombre de vieillards présentent à l'autopsie les lésions du ramollissement cérébral ; en faut-il conclure que l'âge avancé soit par lui-même une prédisposition à cette maladie.

Bien qu'il soit tout à fait impossible de résoudre cette question par des relevés statistiques, à cause de l'inégale répartition des malades des différents âges dans les hôpitaux, ce n'en est pas moins un fait incontestable.

Il est certain, dit Durand-Fardel (Traité du ramollissement cérébral), que le plus grand nombre des ramollissements se développant spontanément, ou au moins en dehors de toute cause extérieure appréciable, se rencontre surtout dans les hospices de vieillards ; mais cela ne veut pas dire cependant que le ramollissement puisse être considéré comme une affection sénile exclusive à la vieillesse.

D'après un relevé de l'âge précis qu'avaient 55 individus observés par le même auteur à la Salpêtrière au moment où le ramollissement débutait, 13 étaient âgés de 71 à 75 ans, 10 avaient de 76 à 80 ans, quelques-uns avaient 35, 40, 50 ans, quelques autres (5) de 80 à 87 ans.

Le fait qui reste indéniable et que nous devons retenir c'est que le ramollissement cérébral se développant spontanément se déclare avec son maximum de fréquence chez des individus parvenus à un âge avancé.

Ces derniers sont donc par rapport au ramollissement des prédisposés ainsi que nous l'avons avancé tout à l'heure.

Toutefois n'oublions pas que même chez ceux qu'a frappés le ramollisssement, la démence n'est pas fatale. C'est là le point capital et nous aurons maintes fois l'occasion d'y revenir.

On prévoit déjà toutes les conséquences qu'entraîne cette assertion et les principes médico-légaux qui en découlent, et sans vouloir anticiper sur un chapitre ultérieur nous citerons la question des testaments.

C'est en effet la démence qui donne le plus souvent lieu à des contestations sur la validité des donations, des testaments ou même à des poursuites en captation. Esquirol lui-même avait fait observer combien l'homme de l'art doit redoubler de réserve et de circonspection dans ces sortes de cas s'il ne veut pas devenir le jouet de la cupidité.

Consulté sur la validité du testament d'un homme de 64 ans, atteint d'hémiplégie avec affaiblissement de l'intelligence, il répondait : « Un homme peut à cause de ses infirmités, être incapable d'écrire, de dicter et cependant il peut comprendre, être sain d'esprit. La faiblesse dans laquelle est tombé progressivement le testateur, le fourmillement, le tremblement spasmodique de tout le membre thoracique et abdominal gauche, la dureté de l'ouïe, la faiblesse de la vue, la prononciation difficile et voilée, l'hémiplégie, sont bien des signes de lésions cérébrales, mais de lésions qui n'entraînent pas nécessairement la perte de l'intelligence. L'expérience journalière prouve qu'on peut être asthmatique, hémiplégique, impotent et raisonnable. »

En somme, l'intellect bien que menacé chez le vieillard plus qu'à toute autre époque de l'existence, résiste cependant plus souvent qu'on ne serait tenté de le croire : ses facultés peuvent demeurer ce qu'elles étaient autrefois.

Quelquefois chez ceux qu'ont préparés l'hérédité ou les passions, on voit éclore un délire parfaitement constitué, coordonné, comme nous en donn ons un certain nombre d'exemples, délire tel qu'on n'en rencontre pas chez le vieillard tombé en démence.

Enfin, et c'est là notre conclusion, la sénilité a ses caractères propres, son idiosyncrasie, si l'on peut s'exprimer ainsi, et si elle est un terrain de prédilection pour la démence, il n'en est pas moins vrai que l'apparition de cette dernière est loin d'être un fait constant, même alors que la déchéance physique est très accentuée.

« Sans doute, disait Esquirol, lorsque le corps est accablé d'infirmités, la raison n'a point l'énergie et l'activité par lesquelles elle brille dans l'âge viril, mais l'homme peut conserver le sentiment du moi et peut vouloir. »

CHAPITRE II

Démence.

Tous les auteurs jusqu'à Pinel et celui-ci y compris confondaient la démence avec l'idiotie. Esquirol le premier a nettement différencié ces deux états l'un de l'autre : « L'homme en démence, dit-il, est privé des biens dont il jouissait autrefois ; c'est un riche devenu pauvre. L'idiot a toujours été dans l'infortune et dans la misère. »

Dans un langage qui pour être moins pittoresque n'en est pas moins précis, M. Ach. Foville fils définit la démence : « Une espèce particulière d'aliénation mentale caractérisée par la perte totale ou partielle des facultés intellectuelles, morales et affectives. »

C'est donc une affection cérébrale, ordinairement sans fièvre et chronique où l'on rencontre à la fois l'affaiblissement de l'intelligence et de la volonté, l'incohérence des idées et le défaut de spontanéité intellectuelle et morale.

Il s'en faut sans doute que toutes les facultés soient toujours et complètement abolies, mais, comme le fait remarquer M. Foville, ce qu'il en reste est perverti dans son mode de fonctionnement, en sorte qu'outre la faiblesse intellectuelle qui fait le fonds commun de tous les cas de démence, il y a dans la plupart d'entre eux, un délire variable qui affecte les facultés non encore abolies, et qui donne une physionomie différente aux différentes formes de la maladie.

Ce fonds commun de faiblesse intellectuelle n'est que l'expression symptomatique d'un même état pouvant se présenter sous des aspects différents ; ce qui revient à dire qu'il n'y a pas une démence, mais des démences.

Pour en faciliter l'étude, on a coutume de les diviser en démences acquises ou consécutives et en démences primitives.

La démence inhérente à une maladie cérébrale déterminée (paralysie générale) et la démence consécutive aux diverses variétés d'aliénation mentale, aux névroses, aux intoxications cérébrales, aux affections organiques cérébrales peuvent être comprises dans le premier groupe, le second groupe comprend ces démences sans maladie cérébrale antérieure dont le type est la démence sénile lorsqu'elle n'a pas d'autre cause que l'affaiblissement général des organes et des facultés par suite des progrès de l'âge.

C'est cette dernière qui va seule nous occuper dans ce chapitre.

Littré et Robin définissent la démence sénile : « Un affaiblissement graduel des perceptions et des manifestations intellectuelles et morales survenant avec l'âge chez un certain nombre de sujets.

L'ouïe, le goût, l'odorat, le toucher s'émoussent, la mémoire des mots ou celle des choses actuelles s'éteint.

Le dément sénile répète les mêmes choses, relatives le

plus souvent à des actes ou à des événements de ses premières années ; les passions et les affections languissent, les conceptions intellectuelles devenues imparfaites ne sont exprimées que par des phrases incomplètes ou dont la fin ne se rapporte plus au commencement. Le visage est privé d'expression et de mobilité, les lèvres pendantes laissent écouler la salive, parfois il y a incontinence d'urine, les habits restent en désordre, les forces s'affaissent, jusqu'à ce que quelque trouble digestif diarrhéique amène la mort. Les troubles de la motilité s'expliquent toujours par des lésions organiques placées sur le trajet ou à l'origine des fibres motrices.

A l'affaissement de l'intelligence correspondent l'atrophie des circonvolutions, l'altération graisseuse et l'oblitération plus ou moins complète des capillaires de la couche corticale, l'altération athéromateuse des cellules et des tubes nerveux, des ramollissements, des foyers hémorrhagiques multiples, etc. »

Ce tableau caractérise suffisamment cet état de déchéance que nous étudions actuellement. Peut-être ces deux auteurs ont-ils le tort de considérer les ramollissements et les foyers hémorrhagiques comme des lésions caractéristiques de la démence sénile, ce qui tend à la confondre avec la démence apoplectique ; confusion d'autant plus facile que les apoplexies d'origine organique, quelle qu'en soit la cause, hémorrhagie, ramollissement, tumeur, sont presque toujours suivies d'une diminution notable de l'intelligence et souvent d'une démence progressive et incurable parfaitement comparable, au point de vue clinique, à la démence purement sénile.

Nous verrons plus loin ce que les dernières recherches nous ont appris sur ce sujet, s'il y a des lésions et qu'elle en est la nature.

Quant à la pathogénie, elle est d'une détermination difficile. Faut-il citer les mauvaises conditions hygiéniques, l'inertie de l'organe, les affections morales dépressives ? Toutes ces causes peuvent être invoquées sans qu'on puisse affirmer qu'elles ont eu une influence prépondérante. Toutefois dans la plupart de ces conditions pathologiques le mode d'action peut toujours être ramené à un trouble de la circulation cérébrale.

Les chagrins longtemps prolongés venant assaillir un individu dont le cerveau est condamné à l'inaction sont peut-être les antécédents qu'on relève le plus souvent dans l'histoire de ces malades. On ne peut nier que les affections morales dépressives soient une cause d'affaiblissement psychique, à moins qu'elles n'aient pour objet des préoccupations d'un ordre élevé et frappent des natures d'élite ; alors elles déterminent une de ces réactions généreuses, qui se traduisent par un surcroît d'énergie. Dans le cas contraire qui est certes le plus fréquent, ces influences dépressives déterminent dans le cerveau, à n'en pas douter, des troubles circulatoires comparables à ceux que nos moyens d'exploration nous permettent de constater à la surface de la peau et des muqueuses des mélancoliques, et, d'autre part, accaparant l'organe de la pensée au profit d'un petit nombre de préoccupations exclusives, elles le mettent dans cet état d'inertie et de paresse dont les effets sont particulièrement désastreux.

Les auteurs distinguent à la démence trois périodes :

une période initiale, une période moyenne, une période terminale. Cette division a le double avantage d'être commode au point de vue descriptif et de répondre à la réalité des faits.

En général la première faculté dont les troubles frappent l'observation est la mémoire. L'amnésie porte d'abord sur les souvenirs les plus récents et par suite les moins adhérents (Kussmaul), tandis qu'au contraire les souvenirs anciens reviennent en foule et s'illuminent d'une réviviscence particulière. Les malades ne savent ce qu'ils ont fait la veille, ont oublié leur âge, et par contre se rappellent parfaitement la date de leur naissance et sont parfois très précis sur des faits qui ont eu lieu quarante ans auparavant. La mémoire s'éteint et suit dans son évolution certaines règles auxquelles M. Ribot donne le nom de loi de régression ou de réversion.

Cette amnésie détruit successivement le souvenir des faits récents, des idées, des sentiments et des actes. Pour qu'une notion soit profondément gravée dans notre mémoire et définitivement acquise, deux conditions doivent être remplies : il faut que l'impression ait été vive (condition d'intensité) et assez souvent répétée (condition de répétition).

Ce sont les plus anciennes des notions que nous avons acquises qui atteignent le plus facilement ce double but ; elles ont franchi depuis longtemps le seuil de la conscience et contrairement à ce que l'on pourrait croire tout d'abord, ce sont elles dont nous sommes le plus sûrs et qui ont le moins de chance de nous échapper, non qu'elles soient aussi présentes à notre esprit que nos acquisitions les plus récentes, mais par ce que leur oubli n'est qu'apparent et qu'il suffit d'une association d'idées convenables pour les faire surgir des profondeurs de la mémoire où elles semblent cachées.

La destruction progressive de la mémoire suit donc une marche logique, une loi. Elle descend, dit M. Ribot, progressivement *de l'instable au stable*. Elle commence par les souvenirs récents, qui mal fixés dans les éléments nerveux, rarement répétés et par conséquent faiblement associés avec les autres représentent l'organisation à son degré le plus faible. Elle finit par cette mémoire sensorielle, instinctive, qui, fixée dans l'organisme, devenue une partie de lui-même ou plutôt lui-même représente l'organisation à son degré le plus fort. Du terme initial au terme final, la marche de l'amnésie réglée par la nature des choses suit la ligne de la moindre résistance, c'est-à-dire de la moindre organisation. C'est un processus d'organisation à degrés variables, compris entre deux limites extrêmes : *l'état nouveau* et *l'enregistrement organique*.

A cette période les malades rabâchent sans cesse les mêmes histoires ; leurs discours n'ont plus de suite ; les noms et les mots leur échappent.

Parfois, il s'y joint une sorte d'excitation maniaque assez analogue à celle qui marque le début de la paralysie générale. Esquirol l'avait déjà signalée : « Les vieillards qui sont tombés dans la démence ont presque tous une manie ; les uns marchent sans cesse comme s'il cherchaient quelque chose qu'ils ne retrouvent plus ; celui-ci écrit perpétuellement, mais ce qu'il écrit est sans liaison, sans suite ; ce sont des mots après des mots, quelquefois relatifs à leurs anciennes habitudes : celui-là d'un babil insoutenable parle à voix haute, répétant les mêmes choses ; cet autre frappe dans ses mains et la nuit et le jour tandis que son voisin balance son corps dans la même direction et avec une monotonie de mouvement très fatigante même pour l'observateur. On en a vu chanter, siffler, danser, et cela pendant toute la journée, se vêtir d'une manière ridicule, s'emparer de tout ce qu'ils rencontrent pour l'ajuster à leur vêtement ordinairement sale, affectant un costume singulier, toujours désordonné et bizarre. »

Leur caractère est soumis à certaines variations et sous ce rapport on peut les distinguer en deux classes : les apathiques et les excités ; les uns placides et doux, les autres acariâtres et irritables à l'excès.

Arrivés à la période moyenne de la démence ces malades deviennent absolument incapables de toute espèce de travail ; surviennent alors une puérilité d'idées et de langage, une diminution progressive des sentiments et des affections ; d'où l'expression populaire : tomber en enfance. La volonté est très faible ; aussi les désirs ne durent-ils qu'un instant, car il suffit de susciter une autre idée pour leur faire perdre de vue celle qui déterminait le vouloir et provoquait le désir. On observe chez quelques-uns une sensibilité exagérée par des causes légères et une grande tendance au larmoiement. Cependant la plupart n'éprouvent aucune émotion lorsque la mort frappe autour d'eux, même les personnes les plus chères. Un pas de plus, les sentiments, les affections entrent à leur tour dans l'éternel oubli.

A cette phase de la maladie l'incohérence est manifeste par suite de l'oubli des mots, c'est une incohérence verbale, une espèce d'aphasie.

Il n'est pas question ici, bien entendu, de cette aphasie propre aux lésions circonscrites du cerveau, caractérisée par un trouble de la parole avec intégrité de l'idéation et de la phonation.

Pour s'en rendre compte, il est nécessaire d'analyser les divers éléments de la parole. On conçoit une idée, on pense; puis on revêt cette idée d'un mot; c'est le passage de l'intelligence à l'expression extérieure; puis, enfin, on articule le mot.

Chacun de ces éléments, peut être intéressé, d'où l'on distingue trois ordres de troubles : 1° troubles portant sur l'idéation; 2° troubles portant sur le passage de l'idée au mot; 3° troubles dans la conduction et l'exécution du mouvement qui aboutit à l'articulation.

Or l'inaptitude cérébrale qui consiste à ne pouvoir revêtir d'un mot l'idée conçue, mérite seule pour plusieurs auteurs le nom d'aphasie (Grasset. Maladies du système nerveux).

Chez les déments c'est l'idéation qui est profondément troublée ; il faut donc prendre l'aphasie dans son acception la plus large lorsqu'on veut l'appliquer à ces malades.

L'imagination, a dit M. le professeur Ball, peut être lésée d'une manière partielle et se montrer dans ces cas d'autant plus active que les facultés régulatrices de l'intelligence humaine, la perception, le jugement, l'attention ont complètement disparu.

Secondée par l'action automatique des centres sensoriels qui est également délivrée de toute règle, l'imagination crée alors des délires de formes variées qui se rattachent aux espèces psychopathiques connues, mais qui sont toujours empreints d'un caractère de faiblesse, d'incohérence et de sénilité incontestable.

C'est là le point capital de notre étude : le dément sénile peut délirer, mais ces formes délirantes ne se montrent pas à l'état de pureté; elles coexistent, se succèdent et se transforment parfois avec la plus grande mobilité; jamais, nous le répétons, le délire des vieux déments ne possède cette pureté de forme, cette liaison et cette cohérence que l'on observe chez les vésaniques.

Notons que le sens moral étant aboli, les instincts vils et méchants peuvent se donner libre carrière et souvent on observe le penchant au vol, des actes de méchanceté, le réveil de l'ardeur érotique amenant des attentats à la pudeur et le viol.

Les fonctions de la vie organique conservent leur intégrité ; le sommeil ordinairement profond et prolongé se renouvelle dans la journée, l'appétit va jusqu'à la voracité, les déjections alvines sont faciles, quelquefois liquides, le dément n'est encore malade que par son cerveau, il n'est pas amaigri, quelquefois même il prend beaucoup d'embonpoint.

Il semble que la vie intellectuelle et la vie physique soient devenues tout à fait indépendantes l'une de l'autre.

Le tableau que M. Foville a tracé de ces malades résume d'une façon saisissante l'ensemble des faits :

« Les déments séniles, dit M. Foville, conservent

encore une aptitude routinière à observer les convenances sociales et à suivre les aptitudes contractées de longue date, à condition qu'ils ne cessent pas de vivre dans un cercle très restreint où ils n'ont, pour ainsi dire, besoin d'aucune initiative. On les voit aller, venir, se lever, se coucher, ils jouent encore aux cartes, aux dominos. Que l'on interroge ces gens en apparence sensés et l'on reconnaîtra avec étonnement qu'ils n'ont plus ni mémoire, ni jugement, ni volonté ; ce sont des automates obéissant à d'anciennes habitudes. »

A la période terminale se joint un nouvel élément, la cachexie organique ; à l'effondrement complet de toutes les facultés intellectuelles succèdent de nouveaux troubles dans l'ordre physique ; les fonctions organiques deviennent languissantes et irrégulières, l'appétit se perd, le corps maigrit, les masses musculaires s'atrophient, le malade devient gâteux et perdant tout instinct de conservation individuelle, ne pense ni à se nourrir, ni à se préserver du froid et du contact de ses excréments. On conçoit facilement qu'au milieu de cette déchéance générale, la réaction de l'économie soit peu efficace contre l'invasion des maladies intercurrentes.

C'est l'annihilation complète de toutes les facultés, c'est la décrépitude, et cet état cachectique crée une opportunité morbide pour les affections qui doivent mettre un terme aux jours du malade dans un temps plus ou moins éloigné !

Toutefois si l'on réfléchit que les déments arrivés à cette période sont incapables le plus souvent de répondre aux questions, de rendre compte de leurs sensations et que par conséquent ils se prêtent mal à l'examen, on comprendra que ces maladies incidentes restent souvent jusqu'à la fin entièrement latentes, ou bien qu'on les reconnaisse seulement alors qu'il n'est plus possible de les combattre avec succès.

Très fréquemment en effet des affections thoraciques ou abdominales atteignent chez eux un développement très avancé et lorsque l'art peut intervenir, il est déjà trop tard ; l'autopsie seule les révèle.

Ou bien c'est une hémorrhagie, un ramollissement ou une pneumonie gangréneuse qui vient clore la scène, ou bien encore le malade succombe à des eschares, à des troubles trophiques de toute nature qui se compliquent parfois de méningite spinale ou de septicémie.

La marche et la durée de la démence sénile sont essentiellement variables. Il faut tenir compte dans cette appréciation non seulement de la constitution du sujet qui en est atteint, mais encore des conditions fortuites qui l'exposent aux complications ordinairement mortelles dont nous avons fait mention. Pour certains auteurs, la maladie évolue entre un et quatre ans. Cette précision nous semble encore trop rigoureuse et les exceptions sont trop nombreuses pour que nous ayons l'esprit fixé à ce sujet.

Schüle a observé des cas dans lesquels une sorte de rémission retardait la période ultime. Virchow a attiré l'attention sur des cas de démence sénile à marche rapide qui évoluent en quelques semaines. Wille, par contre, a vu certains cas de démence débutant par un affaiblissement diffus de l'intelligence et se terminant par une période marasmatique de longue durée. Nous observons nous-même en ce moment un certain nombre de vieillards chez lesquels la maladie a eu une évolution très lente, le début remontant à cinq, six et même huit ans.

En résumé, la démence sénile est une maladie à pronostic fatal, mais dont la durée ne peut être évaluée.

Quelles sont les lésions anatomo-pathologiques de la démence sénile?

Le premier fait que l'on constate en pratiquant l'autopsie des individus qui ont succombé à cette affection est l'atrophie en masse des hémisphères cérébraux (Ball et Chambard). Cette atrophie n'est d'ailleurs que l'exagération de la diminution de poids que présente normalement le cerveau des vieillards ainsi que le montre le tableau suivant emprunté par Broca à Wagner et reproduit dans le Traité d'anatomie de M. Sappey.

POIDS DE L'ENCÉPHALE

AGE	HOMMES	FEMMES	DIFFÉRENCE SEXUELLE
De 21 à 30 ans	1,341 gr.	1,247 gr.	94 gr.
31 à 40 —	1,410 »	1,262 »	148 »
41 à 50 —	1,391 »	1,261 »	130 »
51 à 60 —	1,341 »	1,236 »	105 »
60 et au-dessus	1,326 »	1,203 »	123 »

D'après MM. Ball et Chambard, l'atrophie cérébrale dans la démence sénile est beaucoup plus marquée encore ; elle se traduit à première vue par l'abondance du liquide céphalo-rachidien dont l'exsudation supplée à la diminution de volume de la masse encéphalique. Mais il serait utile d'instituer à cet égard des recherches précises et de chercher à déterminer quelles sont les parties de l'encéphale qui subissent la diminution de volume et de poids la plus considérable.

Lorsqu'après avoir pesé le cerveau, on l'examine plus attentivement, on rencontre des lésions encore plus caractéristiques. La pie-mère chez les vieillards présente souvent un épaississement plus marqué au niveau des ramifications vasculaires qui indique chez eux un processus très lent de méningite scléreuse ; il est inutile d'ajouter que les artères cérébrales sont très fréquemment athéromateuses.

La substance cérébrale est molle, quelquefois infiltrée, les circonvolutions sont aplaties et amincies, les sillons qui les séparent semblent élargis, leur subtance grise qui a perdu de son épaisseur normale est d'une coloration gris jaunâtre. Les noyaux centraux sont pâles, grisâtres, et présentent souvent, les noyaux lenticulaires surtout, des lacunes qui semblent dues à un processus de résorption vasculaire.

L'examen microscopique des centres nerveux, chez les déments, ajoute peu de renseignements nouveaux à ceux qu'avait déjà fournis l'examen macroscopique : les vaisseaux sont souvent infiltrés de fines granulations graisseuses, et les cellules présentent des lésions régressives diverses dont les principales sont l'atrophie simple, la pigmentation et l'infiltration granulo-graisseuse.

Telles sont, pour MM. Ball et Chambard, les lésions que l'on trouve le plus souvent à l'autopsie du cerveau des sujets morts en état de démence, abstraction faite, bien entendu, des lésions qui peuvent coexister avec elles, tout en appartenant à des processus morbides différents.

On peut donc dire d'une façon générale, que la démence sénile correspond à l'atrophie cérébrale et à des altérations dégénératives des centres nerveux.

Il nous a paru utile de retracer l'exposé sommaire de nos connaissances anatomo-pathologiques sur ce sujet non seulement à cause de l'intérêt qu'elles présentent actuellement, mais encore parce que dans le cours de ce travail l'absence des lésions signalées comme caractéristiques viendra corroborer le diagnostic de vésanie pure et simple que l'examen clinique des malades dont nous allons entreprendre l'étude (vieillards non déments) nous aura permis de poser.

CHAPITRE III

Hypocondrie. — Mélancolie. — Délire religieux.

De toutes les conceptions délirantes que nous avons observées chez les vieillards, celles que nous avons rencontrées le plus souvent étaient de nature hypocondriaque ou mélancolique.

Le fonds commun à ces deux formes de maladie est un état de dépression mentale qui peut aller jusqu'à la stupeur. Le délire est de nature triste, il se traduit généralement par un sentiment vague d'oppression, d'anxiété, d'abattement, de tristesse, fréquemment il revêt le caractère religieux ; aussi croyons-nous bien faire en réunissant dans un même chapitre, l'hypocondrie, la mélancolie et le délire religieux que l'on retrouvera plus d'une fois associés dans nos observations.

Les premiers auteurs qui aient parlé de l'hypocondrie en faisaient une névrose cérébrale se compliquant parfois de craintes exagérées de la maladie, mais ils la distinguaient toujours d'une vésanie quelconque. Beau avouait que sans le tempérament nerveux l'hypocondrie resterait une simple dyspepsie. Cullen disait « que l'état de l'esprit qui distingue spécialement l'hypocondrie est l'effet de la rigidité des solides, de l'engourdissement de la puissance nerveuse et de l'équilibre particulier entre le système veineux et le système artériel qui se manifestent dans un âge avancé ». C'est une théorie somatique de l'hypocondrie.

Georget désigne sous ce nom « diverses affections du cerveau, généralement caractérisées par des désordres dans les fonctions de cet organe, le plus souvent sans fièvre, sans mouvements convulsifs, sans dérangement bien manifeste de la raison, de la faculté de juger du rapport des choses ». Pour lui, il s'agit de phénomènes cérébraux non imaginaires. Ceux-ci peuvent se compliquer d'idées hypocondriaques qu'éveillent de plus en plus les troubles de la sensibilité générale et de troubles viscéraux, de dyspepsie par exemple (1).

Il faut arriver à Guislain et à Morel pour reconnaître dans l'hypocondrie un trouble psychique évident. Cette affection est caractérisée, dit Guislain, par « un état d'inquiétude dans lequel le moi s'occupe continuellement d'un malaise, une situation dans laquelle l'imagination vient donner à des souffrances réelles ou imaginaires des proportions considérables, souvent gigantesques. L'hypocondrie est un trouble du moral, bien certainement une aliénation. Ce qui le prouve ce sont les transformations de cette affection en d'autres maladies mentales ».

En somme, il faut entendre par hypocondrie un état dans lequel une sensation vraie ou fausse de maladie physique tient constamment l'attention du malade éveillée et provoque chez lui un certain nombre d'idées délirantes sur la

(1) Dr Journiac. Thèse 1888.

nature, le pronostic de ses souffrances ou de sa maladie.

Les idées hypocondriaques peuvent s'observer dans la plupart des maladies mentales, y compris la paralysie générale, à titre de phénomènes surajoutés, mais quelquefois aussi elles peuvent à elles seules occuper toute la scène pathologique et constituer une véritable entité morbide.

Cette entité, nous l'avons rencontrée chez certains vieillards dont l'état des facultés intellectuelles écartait toute présomption de démence. Dans ces cas, la marche de l'affection est généralement la suivante : d'abord le sentiment de maladie physique est assez vague, c'est un malaise sans localisation spéciale, puis, peu à peu, les idées, les craintes se fixent, se systématisent en quelque sorte et le malade déclare que tel ou tel organe est frappé, qu'il est atteint de telle ou telle maladie.

Cette systématisation n'est pas fatale et nombre de vieillards sont des hypocondriaques simples dont l'étude n'appartient pas à l'aliénation mentale. Ainsi que le fait remarquer M. Foville, le monde est rempli de ces individus qui se préoccupent outre mesure de leur santé, qui en observent toutes les variations avec une attention méticuleuse et attribuent une importance extrême à toutes sortes de circonstances sans aucune signification, qui lisent avec avidité des livres de médecine, croient qu'ils ont toutes les maladies dont ils entendent parler et veulent essayer de tous les remèdes. Ce sont là des hypocondriaques simples mais ce ne sont pas des aliénés.

Il est certain que dans bien des cas le diagnostic de folie hypocondriaque sera difficile à poser, que d'autre part, entre le vieillard préoccupé de sa santé et celui qui énonce à ce sujet les idées les plus bizarres, il y a une foule d'intermédiaires ; nous n'ignorons pas non plus que les progrès de l'âge sont en quelque sorte une explication logique de cette attention spéciale manifestée par les vieillards à l'égard de leur santé ; néanmoins nous ne pouvons douter qu'un certain nombre d'entre eux rentrent de plein droit dans le domaine de la folie en raison des troubles évidents de leur état mental.

Et ce disant, nous avons soin d'écarter ceux dont l'affaiblissement des facultés témoigne péremptoirement qu'ils appartiennent à la catégorie des déments. Griesinger décrit bien toutes ces sensations anormales qui entretiennent le délire de l'hypocondriaque, qui éveillent constamment de nouvelles idées se rapportant à la maladie, aux diverses formes qu'elle peut revêtir, à sa guérison, etc. « Le malade, dit-il, écoute toutes ces sensations, il les commente sérieusement et les analyse dans le sens de la disposition sombre et inquiète qui domine son esprit ; il en conclut à l'existence de maladies graves, dangereuses, et souvent il exprime ses appréhensions avec une exagération dont il a à moitié conscience et d'une manière énergique, parfois très pittoresque. Le malade, qui peut d'ailleurs ne présenter que des symptômes tout à fait insignifiants, parle d'apoplexie ; il dit qu'il est à moitié mort, que son cœur est desséché, pétrifié, ses nerfs sont des charbons ardents, son sang est de l'huile bouillante... etc. »

Voilà l'aliéné, toutes ses idées sont fausses et purement imaginaires ; elles constituent donc un véritable délire. Hâtons-nous d'ajouter que, même dans ces cas, quelques sensations peuvent être véritables, mais quelles qu'elles soient elles sont toujours exagérées, dénaturées par le malade et expliquées dans le sens de son délire.

Dans ces cas extrêmes le délire fait à lui seul tous les frais de la maladie mentale et alors il constitue pour certains auteurs (Foville) une variété de mélancolie, la mélancolie hypocondriaque.

L'idée fixe qui poursuit, qui domine ces malades réagit sur leurs perceptions et leurs déterminations, elle devient le mobile de toutes leurs actions, la cause de tous leurs maux. Les habitudes de travail sont rompues, les liens de la société, de la famille ne sont plus rien pour eux ; leur personnalité est changée, emprisonnée qu'elle est dans des sensations et des idées morbides.

Tel est le tableau du vieillard atteint de délire hypocondriaque : une seule préoccupation, son état de santé, un seul désir, trouver les moyens qui pourraient le soulager ; tout ce qui sort de ce cercle d'idées est sans intérêt pour le malade.

L'hypocondrie, chez le vieillard, lorsqu'elle n'est pas le prélude ou le symptôme d'une autre maladie mentale, a en général une marche assez lente, surtout si le malade se nourrit bien ainsi que cela arrive quelquefois. Au bout d'un temps plus ou moins long il peut se faire que la démence sénile jette un voile sur les manifestations délirantes, mais dans certains cas, rares il est vrai, on a vu chez les malades que nous étudions, l'accès de délire hypocondriaque rétrocéder au point de donner les apparences de la guérison.

La disparition de certaines causes physiques ou la réaction imprimée à l'organisme par une maladie intercurrente telle qu'un accès de goutte ont pu expliquer ce mode de terminaison.

L'état de dépression mentale que nous avons signalé plus haut peut aussi se manifester chez le vieillard par une forme de délire que caractérise une douleur morale persistante : c'est la mélancolie.

La mélancolie est une affection mentale où prédominent les idées délirantes de nature triste et la dépression portée parfois jusqu'à la stupeur. « Ces deux éléments, délire triste et dépression, s'associent, mais dans des proportions inverses pour constituer la mélancolie. Plus le délire triste a d'activité, moins la dépression est accentuée ; plus la dépression est profonde, moins les idées délirantes ont d'énergie et de netteté ; elles se perdent alors au milieu du vague et de la confusion de l'esprit, et ne se révèlent que par des manifestations automatiques sans enchaînement ni vigueur. » (Legrand du Saulle.) Ce qui frappe le plus dans la mélancolie du vieillard, c'est la dépression : son regard est craintif et s'arrête rarement sur un objet, sa figure exprime une inquiétude profonde, quelquefois le désespoir. Quant à son délire il est souvent difficile d'en apprécier les contours. En effet le malade se livre peu, et reste la plupart du temps, immobile et muet, perdu dans ses pensées, ou bien s'il interrompt son silence, il pousse des exclamations qui trahissent son état d'anxiété : « Quel malheur ! Tout est perdu... Je n'ai rien fait ! ! etc. »

Cependant s'il consent à parler, on constate bien vite

la nature des idées tristes qui l'obsèdent, il se croit ruiné, perdu. Les idées de ruine sont certainement celles qu'on rencontre dans la majorité des cas ; en d'autres termes la pensée qu'il a perdu tous les biens qu'il possédait semble affecter d'une façon spéciale le vieillard.

Dans d'autres cas, le malade se lamente, pousse des gémissements, se répand sans cesse en prières et en supplications.

Quelquefois, mais plus rarement, il croit lui-même avoir commis un crime et ne peut plus dominer cette pensée. Cet acte criminel est généralement forgé de toutes pièces dans son esprit, ou bien la plus petite faute qu'il retrouve dans son passé prend à ses yeux des proportions énormes, la moindre légèreté devient un crime abominable, alors il s'explique ainsi à lui-même l'abattement dans lequel il se trouve et les craintes qu'il éprouve pour l'avenir.

L'habitus extérieur du vieillard mélancolique est caractéristique, l'affaiblissement de la voix, le refroidissement des extrémités (Ball), la teinte légèrement cyanosée de la peau, la lenteur de la circulation sont autant de signes, utiles à ce point de vue qu'on ne les rencontre pas dans la forme de dépression mentale que nous avons étudiée précédemment : l'hypocondrie. A l'occasion on pourrait en tirer parti dans le diagnostic entre ces deux affections.

Notons en outre l'existence possible d'hallucinations et d'illusions sensorielles, chacun des sens peut être le jouet de perceptions maladives, et dans ces cas il n'est pas rare d'observer des tentatives de suicide.

En somme, la mélancolie du vieillard ne diffère de celle de l'adulte que d'une façon peu appréciable. Les idées de ruine, de culpabilité, de perdition sont peut-être plus fréquentes, les troubles sensoriels moins accusés. A part cela, l'accès de mélancolie revêt la forme habituelle et suit l'évolution que l'on connaît.

Toutefois, est-il bon de signaler cette forme de mélancolie dont parle Griesinger et dans laquelle on peut ne constater aucun délire. C'est surtout au vieillard qu'elle appartient. « La dépression intellectuelle et morale, dit Griesinger, se présente avec tous ses symptômes, sans qu'il existe des conceptions délirantes, des hallucinations, ou quelque désordre des actes. Ces malades sont inertes, prostrés, profondément découragés; mais ils affirment, après leur guérison, qu'ils n'avaient aucune idée délirante. Plusieurs déclarent seulement qu'ils craignaient de ne pas guérir et de rester toujours dans l'incapacité où ils se trouvaient. »

Esquirol, sans distinguer cette forme de mélancolie, l'a cependant observée, comme le prouvent les extraits suivants de son ouvrage : « Ces individus, à la suite de causes physiques ou morales variables, tombent dans l'affaissement physique, dans le découragement moral. Ils ne font point de mouvements, ils aiment à rester couchés ou assis, ils s'impatientent lorsqu'on veut leur faire faire de l'exercice ; ils abandonnent leurs occupations ordinaires, négligent leurs devoirs domestiques, sont indifférents pour les objets de leurs affections ; ils ne s'occupent plus d'affaires, ils ne veulent ni converser, ni étudier, ni lire, ni écrire, ils redoutent la société, et surtout les importunités auxquelles cette maladie les expose. Affligés de cet état, ils ont des idées noires..... Ces malades ne déraisonnent pas...., etc. (Tome Ier, page 556.)

Rarement une véritable agitation physique révèle leur inquiétude interne, quelques-uns ont des mouvements pour ainsi dire automatiques ; ils se grattent constamment le front au point que le derme est parfois mis à nu dans une certaine étendue, ou bien ils se tordent les mains, s'épilent le cuir chevelu, etc. Dans une de nos observations, la surface du crâne n'était plus qu'une vaste plaie.

Le pronostic de cette affection est des plus graves. Ordinairement incurable, par exception elle peut guérir ainsi que nous en avons vu plusieurs exemples.

Sa marche est ordinairement chronique avec des rémissions ; quelquefois elle se transforme en folie circulaire. Alors la mélancolie et la manie alternent d'une façon tout à fait régulière. Pour diagnostiquer cette évolution de la maladie on se basera sur ce que entre deux accès différents il n'y a pas de rémission complète.

La guérison se fait généralement d'une manière progressive, la disparition des conceptions délirantes survient peu à peu ; à un premier intervalle de calme et de lucidité en succède bientôt un autre ; le visage est moins sombre, le regard moins inquiet ; les malades qui ont maigri reprennent leur embonpoint primitif ; en un mot le retour à la santé s'effectue graduellement et tous les symptômes que l'on avait observés s'effacent l'un après l'autre.

La durée d'un accès de mélancolie est assez difficile à apprécier ; de quatre à six mois généralement quand le malade doit guérir. Lorsque les troubles psychiques remontent à plus d'un an, le pronostic est défavorable.

Souvent chez les vieillards mélancoliques il se développe des affections chroniques des viscères, des affections pulmonaires, des maladies de la peau, des catarrhes chroniques de l'intestin. Tantôt, et c'est le cas le plus fréquent, les affections intercurrentes surtout les accidents pulmonaires emportent les malades ; tantôt survient à leur occasion une rémission dans l'état mental. Exceptionnellement on a pu observer une guérison définitive.

Ajoutons encore la terminaison par suicide véritable. D'autres fois le refus persistant d'aliments, qui n'est qu'une autre espèce de suicide, conduit insensiblement les malades au terme fatal ; les vieillards mélancoliques, en effet, tout en désirant la mort sont loin d'avoir toujours le courage de se la donner eux-mêmes ; ils préfèrent l'attendre, ou espèrent hâter sa venue en refusant toute nourriture.

Nous avons dit plus haut que les idées religieuses sont fréquemment associées aux autres conceptions délirantes du vieillard mélancolique. Dans bien des cas on observe même réunies, mélangées en quelque sorte chez le même individu, les idées mélancoliques, les idées hypocondriaques, les idées religieuses, constituant une véritable triade symptomatique de l'état de dépression mentale dont nous avons parlé.

On ne s'étonnera pas de rencontrer chez les malades que nous étudions des idées délirantes de nature religieuse, si l'on se souvient que celles-ci ont d'autant plus de prise que l'individu est plus faible ou plus débilité ; or à ce titre le vieillard présente un terrain des plus propices, surtout, à notre avis, si son état mental porte déjà l'empreinte d'un délire triste.

Il ne nous appartient pas de rechercher actuellement si le délire religieux peut être considéré comme une entité morbide spéciale, s'il peut former, pour ainsi dire, la totalité du désordre mental, ou s'il doit être considéré simplement comme un symptôme ; toutefois nous ne croyons pas, au moins pour ce qui est des vieillards, qu'on puisse attribuer au délire religieux une systématisation quelconque ou une logique tant soit peu rigoureuse. Peut-être ce délire pourrait-il occuper une place spéciale dans le cadre nosographique s'il était observé chez des individus dont toute la vie s'est écoulée dans une congrégation religieuse, en particulier chez ceux qui ont appartenu à un ordre mystique ou contemplatif ; nous n'en connaissons pas d'exemple.

Quoi qu'il en soit, les idées religieuses dont nous mentionnons l'existence chez nos malades sont bien réellement des idées délirantes en ce qu'elles dénotent chez eux un trouble du jugement, surtout lorsque interviennent les obsessions ou les troubles hallucinatoires. Les uns croient avoir commis de grands péchés, se disent les suppôts de Satan, craignent les supplices de l'enfer ; les autres prient constamment. D'autres encore s'indignent contre les voix qu'ils entendent et qui leur commandent de dire des blasphèmes.

Aussi le nom de mélancolie religieuse nous paraît-il

parfaitement applicable à ces cas dans lesquels le délire triste roule principalement sur des idées religieuses. « Souvent, dit Griesinger, ce sont des circonstances extérieures tout à fait accidentelles qui font que le sentiment d'anxiété intérieure qui tourmente le malade se porte précisément sur des idées de péchés commis, ou qu'il cherche dans son état de tristesse douloureuse les consolations de la religion, ce qui la plupart du temps n'a d'autre résultat que d'exagérer son anxiété. Dans la grande majorité des cas les inquiétudes religieuses que manifestent les mélancoliques doivent être regardées comme les symptômes de la maladie qui existe déjà. »

Notons encore que les illusions afférentes à la sphère génitale si fréquentes chez les délirants religieux d'un âge moins avancé sont plus rares chez les vieillards. Chez ces derniers l'érotisme est en général un signe de démence.

En résumé le délire religieux du vieillard se traduit par des conceptions peu coordonnées, il a peu de tendance à se systématiser ; il ne comporte pas ce langage pathologique entrecoupé de néologismes si particulier aux délirants mystiques ; il s'associe moins volontiers aux idées de persécution. Quant à son pronostic il est entièrement subordonné à celui de l'état mental primitif; en d'autres termes les idées religieuses pourront s'amender parfois dans le cours d'un accès de mélancolie ; mais étant donné qu'elles ont pris naissance sur ce terrain spécial elles ne disparaîtront d'une façon définitive que si l'accès lui-même est susceptible d'une guérison véritable.

OBSERVATIONS

Observation I. — *Lypémanie. — Délire religieux ; idées de suicide.*

Le nommé B..., Alphonse, entre à Charenton le 11 janvier 1888. Il est âgé de 72 ans, propriétaire, et vivait dans les environs de Paris.

Le certificat immédiat porte qu'il est atteint de lypémanie anxieuse avec idées de suicide et exaltation religieuse.

D'après les renseignements qui nous ont été fournis, ce malade avait depuis quelque temps des scrupules exagérés, il craignait de faire mal, mais il n'a jamais été religieux à l'excès. Il était en outre d'un caractère entier et n'aurait jamais cédé à qui que ce soit. Veuf depuis huit ans, il vivait seul avec deux domestiques. Quinze jours avant l'époque où nous l'observons, c'est-à-dire le 25 décembre, son gendre vient à mourir. A partir de ce moment des conceptions délirantes se font jour, qui ont surtout le caractère religieux, et le malade devient de plus en plus exalté. Il est hanté par des idées de suicide qu'il cherche constamment à mettre à exécution; une fois il essaye de se jeter dans un puits; on l'arrête assez à temps pour l'en empêcher et on est obligé d'exercer sur lui une surveillance continuelle. Hallucinations de l'ouïe : « Dieu lui parle, lui ordonne de faire pénitence, de ne pas manger, mais à d'autres moments il entend des blasphèmes et quand on lui sert à manger, une voix lui dit : « Mange donc, n. d. D. ! »

Remarquons que ce fait d'entendre deux voix différentes, celle du bien et celle du mal est assez fréquente chez les délirants religieux. Beaucoup d'auteurs l'ont signalé et l'on conçoit facilement l'anxiété de ces malades qui sollicités tout à la fois dans un sens et dans un autre ne savent à quel parti se résoudre.

Notre malade rentre pleinement dans cette catégorie et nous rappelle cet autre qui étant sur le point d'aller à l'église entendait les voix de ceux qu'il appelait le bon et le mauvais ange qui lui disaient alternativement : « Vas-y ! N'y vas pas ».

Nous n'avons pas relevé chez M. B... d'antécédents héréditaires bien particuliers, à part deux sœurs un peu nerveuses, au caractère bizarre, mais qui n'ont pas été internées.

M. B... fut d'abord placé dans une maison de retraite, mais au bout de quelques jours, comme on n'observait aucun amendement dans les troubles cérébraux, il fut conduit dans une maison de santé.

12 janvier. Le malade est très amaigri, presque cachectique.

Il a refusé de manger. Il est perdu, Dieu l'a abandonné. Il est un grand pécheur, il n'y aura pas de miséricorde pour lui..., etc.

Le 19. Toujours anxieux, gémit, se lamente. Cependant il mange assez régulièrement. 16 février. Allait mieux depuis quelques jours, a encore refusé de manger hier, les idées délirantes persistent. Le 21. On le nourrit à la sonde matin et soir. A dater de ce jour le malade décline rapidement; le 22 il est très faible, peut à peine se lever.

Le 23. Ce matin au réveil, il a une syncope (potion de Todd, injection d'éther), meurt à 11 h. 1/2.

Autopsie. — Poids du cerveau 1510 gr. Boite crânienne peu épaisse, impressions digitales et éminences mamillaires assez marquées. Dure-mère épaissie, doublée d'épaisseur. Elle est adhérente aux membranes profondes à la partie moyenne de la grande scissure interhémisphérique, dans l'étendue de 2 à

3 cent. et dans le sens antéro-postérieur. L'arachnoïde et la pie-mère ne sont pas épaissies. Les vaisseaux de la pie-mère sont peu volumineux; il existe néanmoins une coloration rougeâtre et diffuse de cette membrane, mais elles est peu intense. Les artères de la base de l'encéphale sont dilatées et athéromateuses. Il en est de même de l'artère ophtalmique. Les artères cérébrales antérieure moyenne et postérieure sont peu volumineuses, elles ne sont pas athéromateuses. A la coupe, la substance cérébrale est pâle et parait fortement anémiée. Pas de lésions circonscrites ni de ramollissement.

Observation II. — *Mélancolie.*

M. Tier..., Henri-Hippolyte, âgé de 65 ans, entré à l'asile de Charenton le 26 janvier 1886. Père et mère morts aliénés. Pas d'antécédents personnels, il s'est toujours bien porté, si ce n'est dans ces dernières années où il se plaignait fréquemment de maux d'estomac. Il a toujours été d'un caractère égal, modeste dans ses goûts, rangé dans ses habitudes. Pendant longtemps il a exercé le métier de blanchisseur et est arrivé à force de travail à amasser une petite fortune. Il n'a jamais fait d'excès d'aucune sorte. La maladie a débuté il y a trois mois. A la suite d'une fièvre gastrique et sans causes morales appréciables, Tier... devient triste, se sent mal à son aise; il ne s'occupe plus, ce qui frappe d'autant plus son entourage, qu'il avait toujours été très actif; il reste quelquefois des heures entières assis dans son fauteuil sans prononcer une parole, sans faire aucun mouvement : son visage reflète le chagrin le plus profond, ses larmes coulent facilement. On a constaté chez lui et à plusieurs reprises des hallucinations de l'ouïe; il entendait des voleurs qui cherchaient à ouvrir sa porte. D'autres fois il est agité, il se croit bien malade, il a peur de mourir et cependant chaque jour il implore la mort. Idées de suicide : il a cherché à se pendre il y a 15 jours. On n'arrive qu'à grand'peine à lui faire prendre quelque nourriture. Son sommeil est troublé par d'affreux cauchemars, il a des bourdonnements d'oreille. Cet état de lypémanie est allé en s'accentuant de jour en jour.

Notons d'une façon toute particulière que chez ce malade la mémoire est parfaitement conservée : les faits les plus éloignés comme les plus récents sont encore présents à son esprit. En outre si on arrive à le tirer pour un moment de la préoccupation instante qui le domine, on peut se convaincre facilement que ses facultés intellectuelles ne sont nullement affaiblies.

C'est bien à un accès de mélancolie que nous avons à faire, accompagné du *tædium vitæ* que l'on rencontre si fréquemment dans cette affection.

OBSERVATION III. — *Mélancolie anxieuse.*

Mme Col.., âgée de 68 ans, entrée à l'asile de Charenton le 4 septembre 1888. Pas d'antécédents héréditaires. Elle s'est toujours bien portée, quand en 1886, sans aucune raison apparente, son caractère commence à s'assombrir. Elle devient triste, maussade, ne s'occupe plus de son intérieur, ne s'intéresse plus à sa famille. On la conduisit dans une maison de santé où elle resta 2 ans. Elle était tellement améliorée qu'on était sur le point de lui rendre la liberté. Mais depuis quelques jours son état s'aggrave, elle gémit continuellement, anxieuse, elle a peur au moindre bruit, répond aux questions qu'on lui fait : « Je ne sais pas ce que cela veut dire ; » son visage exprime la crainte, parfois même la terreur. Elle est tourmentée par des idées de culpabilité, elle est cause du malheur de ses enfants, elle pense à eux et pleure. Pourtant on observe quelques lacunes dans sa mémoire ; un de ses fils s'est marié dernièrement, elle ne se souvient plus de son nom ni de sa demeure.

Parfois il est difficile de la faire parler, il faut insister et on n'obtient que ces mots : « Ah ! mon Dieu..., mes enfants..., tout est perdu. Ces pauvres enfants qui n'ont jamais fait de mal à personne ». L'appétit est assez bon et le sommeil n'est que peu troublé.

Elle porte toujours les mains à sa tête et s'épile le cuir chevelu au point que de chaque côté, au-dessus des tempes, la région est entièrement dénudée. Le pouls est petit, assez rapide. C'est dans cet état qu'elle est amenée dans le service. 5 septembre. La malade s'est un peu calmée pendant la journée, mais elle n'a pas dormi, elle a appelé ses enfants toute la nuit. Le 18. Toujours très anxieuse, se lamente, mange peu, refuse toute espèce de médicaments. Petites érosions sur le sommet du crâne. Le 24. Elle s'est agitée et a frappé plusieurs malades de sa division. Ses ongles étant très longs, on veut les lui couper, elle refuse parce que cela lui porterait malheur. Le 26. Calme, répond plus volontiers, elle sent qu'elle est mieux portante.

Le 8 octobre. De nouveau, inquiète, se met à pleurer quand on lui parle ; elle ne reverra jamais ses enfants, elle ne comprend rien à cela. Ne peut rester en place. Quelques tendances impulsives. 15 novembre. Même état. 1er décembre. Gémissements continuels. Refus d'aliments. On la nourrit à l'aide de la sonde œsophagienne.

Observation IV. — *Lypémanie et délire religieux.*

M. Mes..., âgé de 70 ans, ancien notaire, entré à l'asile de Charenton le 24 février 1886. L'examen de ses antécédents héréditaires nous apprend qu'il est fils d'un père nettement alcoolique ; que sa sœur est aliénée (délire mélancolique), que le fils de cette sœur a été également interné dans une maison de santé. Mes... a toujours eu un caractère violent, irritable ; il n'a jamais été malade. Il n'avait pas de pratiques religieuses.

Pas d'excès d'aucune nature. Il y a un an, à la suite de soucis d'argent, de déceptions, il devient craintif, inquiet, mais ne délire pas ; le calme renait bientôt. Il paraissait avoir abandonné toute espèce de préoccupation, quand ces jours derniers il s'assombrit de nouveau, se croit perdu. Il fait une tentative de suicide. On le fait interner.

Certificat immédiat : Est atteint de lypémanie ; agitation inconsciente, idées de suicide.

28 février. Mes... se croit ruiné; tout son bien est parti en fumée... Hallucinations de l'ouïe et troubles de la sensibilité générale. Il entend des êtres surnaturels et entretient des relations suivies avec eux.

Idées religieuses. Mémoire légèrement affaiblie; affections conservées.

2 mars. Le malade est très agité, il s'exprime ainsi : « Je suis damné, je ne veux pas que vous m'approchiez; vous seriez damné aussi... Je suis un malheureux. J'ai perdu le paradis..., etc. Pourquoi suis-je tout nu? pourquoi m'a-t-on retiré mes vêtements... C'est ainsi que je vais paraître devant Dieu qui m'a déjà condamné ». Avril. Il se croit mort; on l'a tué, puis jeté dans une chaudière.

Juin. Il est un peu plus calme qu'au moment de son entrée, mais il continue à se préoccuper de sa santé, se plaint qu'on le fait trop manger..., etc. Ces jours derniers il a eu une légère congestion (vertige) qui n'a pas laissé de traces. Le 30 juin. Dans la nuit, sans que rien n'ait pu trahir l'état de son esprit, le malade essaye de s'étrangler au moyen de la sangle de son lit. On arrive juste à temps pour le détacher.

Depuis cette époque son délire est toujours aussi actif et les idées religieuses sont celles qui prédominent.

Il mange un peu mieux, mais son sommeil est toujours troublé par des hallucinations de toute sorte.

Comme on a pu le voir, l'hérédité du malade qui fait le sujet de cette observation est extrêmement chargée, aussi ne sommes-nous pas étonné de le voir frappé à son tour, quoique tardivement, et délirer comme les autres membres de sa famille. Nous l'avons fait remarquer : la mémoire est légèrement affaiblie, mais faut-il pour cela se hâter de conclure à la démence. Non, certes, et ce serait selon nous s'exposer à commettre une erreur de diagnostic et par conséquent de pronostic, car d'un autre côté notre malade ne présente aucunement cette déchéance intellectuelle qui fait le fond de tous les états démentiels : et si, en définitive, une mémoire chancelante peut être considérée comme un des attributs nécessaires et pour ainsi dire physiologiques de la sénilité, la persistance des facultés affectives, les caractères du délire sont autant de raisons qui s'opposent à ce que l'on confonde, comme cela existe encore dans bien des esprits, et que l'on considère comme synonymes ces deux termes : sénilité et démence. Pour si fréquente que soit leur association, elle n'est pas fatale.

Mars 1889. Le malade est emporté rapidement par une pneumonie double.

Observation V. — *Hypocondrie, aphonie et pertes séminales déterminées par un rétrécissement organique de l'urèthre et guéries par la dilatation de l'obstacle.* (Hubert Valleroux. *Annales médico-psychologiques.*)

M. de S..., âgé de 60 ans, bien constitué et qui n'avait jamais fait d'excès vénériens ni contracté de maladie de ce genre, en était réduit aux derniers degrés d'une hypocondrie qui était en rapport avec des pertes séminales nocturnes. L'aphonie, dont le malade fut ultérieurement atteint, vint encore augmenter ses perplexités en lui faisant croire qu'il avait une maladie du larynx.

M. Hubert Valleroux, quoique convaincu que le point de départ de tous les accidents était dans le canal de l'urèthre, commença à traiter l'aphonie avec des vapeurs balsamiques qui lui réussissent dans certaines aphonies simples. Il employa aussi un gargarisme astringent et les pilules d'aloès comme révulsif. Le malade se trouva si bien de ces remèdes qu'il se crut guéri ; mais à la suite d'une promenade en voiture, il y eut une nouvelle pollution et un redoublement de tous les accidents physiques et moraux.

Après bien des oppositions de sa part le malade finit par se laisser sonder : « J'introduisis alors dans le canal, dit M. Hubert Valleroux, une bougie exploratrice n° 4. Elle parvint sans le moindre obstacle et sans presque causer de douleurs jusqu'à 14 centim. de profondeur ; mais là se trouvait un obstacle qu'elle ne put franchir. Une seconde bougie n° 2 pénétra ensuite presque jusque dans la vessie ; mais je dois faire remarquer que son contact, une fois le rétrécissement passé, devenait douloureux dans le reste du trajet.

J'avais donc à traiter un rétrécissement organique de l'urèthre siégeant au niveau du ligament sous-pubien. Ce rétrécissement était probablement la cause de tous les accidents que le malade avait éprouvés depuis cinq ans ; j'espérais les faire cesser en enlevant l'épine qui, selon moi, leur servait de point de départ. J'étais convaincu que l'engorgement, peu considérable d'ailleurs de la prostate, l'irritabilité du canal et les pesanteurs éprouvées à l'anus céderaient au traitement que j'allais entreprendre.

Le succès a justifié complètement les prévisions de la théorie. Des bougies de gomme élastique ont été introduites tous les deux jours, deux cautérisations légères ont été pratiquées et le malade put recevoir aisément des bougies n° 10. L'appétit, la gaieté et les forces sont revenues chez M. de S.... Il a repris toutes ses habitudes, il se sent, pour me servir de ses expressions, aussi fort, aussi libre d'intelligence qu'à l'âge de 45 ans.

Observation VI. — *Mélancolie.* — *Suicide.*

M. B..., né le 12 décembre 1803, entre le 26 mars 1882. Aveugle. Pas de renseignements sur ses antécédents héréditaires. Depuis quelque temps, B... se montrait triste et anxieux. Lorsqu'on l'interrogeait, son visage aussitôt se contractait, ses mains erraient autour de lui. Il pleurait, gémissait sans cesse, se croyant menacé des plus affreux supplices.

Quelques idées hypocondriaques. Insomnie. Quinze jours avant son admission, le malade a essayé de se suicider en se coupant le cou avec un rasoir. Au moment de son entrée, il porte à la partie antérieure du cou une plaie de 7 à 8 centimètres, irrégulière, tailladée, n'intéressant que la peau. A l'examen, on reconnaît facilement la nature et l'activité de son délire : il se dit perdu, abandonné. On lui a pris tout ce qu'il avait, on ne cherche qu'à se débarrasser de lui .., etc. Il se lamente toute la journée.

Bientôt, cependant, il se calme. Après un mois de séjour à l'asile, il sort entièrement guéri de son accès de mélancolie.

Observation VII. — *Lypémanie.* — *Suicide.*

Cette observation est rapportée par Brière de Boismont dans les mémoires de l'Académie royale de médecine.

Le 4 février 1839 Mme B..., âgée de 66 ans, entre dans le service. C'est une femme d'un embonpoint marqué, toujours bien portante jusque-là. Il y a 6 semaines, sans cause connue, elle devient triste, morose, se tourmentant de tout. Elle ne se croyait pas vêtue, ne savait où aller, refusait par moment de prendre de la nourriture et marchait toute la journée. On attribua ces dérangements au regret d'avoir quitté le pays où elle avait passé sa vie entière, quoiqu'elle affirmât que cela ne lui avait rien fait.

Lorsqu'elle entra, elle était incertaine, irrésolue ; elle ne savait que faire ni comment se diriger et se soutenir, ses mains erraient sans cesse ; elle paraissait toujours chercher quelque chose autour d'elle. L'interrogeait-on, elle répondait sans suite. Sa figure était triste ; elle levait continuellement les yeux au ciel ; un sentiment de crainte la dominait. La nuit fut silencieuse. Le 5 au matin elle répondit une seule fois aux questions réitérées qu'on lui posait, qu'elle voulait se laisser mourir de faim. Elle avait refusé toute nourriture depuis deux jours. Le soir on eut beaucoup de peine à la faire coucher ; elle se débattait tellement qu'on fut obliger de l'attacher.

Le refus des boissons devint très prononcé. L'insomnie devint continuelle, les gémissements ne cessaient point. Le 7. Agitation, cris, la malade refuse toujours de boire. Le soir, elle est bien plus calme, la nuit est tranquille. L'agitation recommence vers les 4 heures. Le 9. Les dents et les lèvres deviennent fuligineuses, la langue est sèche, le pouls fréquent. Le 10. La difficulté à avaler est plus grande. La malade urine dans son lit. Le 11. Même état, on lui passe un séton à la nuque ; aussitôt après l'opération, elle prononce les paroles suivantes : « Le roi, le gouvernement, Paris, la Seine, sont tous noyés » ; puis elle retombe dans sa taciturnité ordinaire. Les muscles du pharynx sont contractés, toute boisson est rejetée. Introduction de liquide par la sonde œsophagienne passée difficilement. Le 14. Lorsqu'on s'approche de Mme B... elle roule des yeux d'une manière effrayante ; elle refuse de boire jusqu'au dernier moment. Fréquemment elle fait des gémissements, cependant elle reconnait ses parents. Elle meurt vers les 11 heures du soir. L'autopsie ne révèle aucune lésion appréciable.

Brière de Boismont fait à ce sujet les réflexions suivantes : Lorsque l'aliénation mentale éclate à une période avancée de la vie et quelle a une forme aiguë sa terminaison est souvent funeste. La nostalgie parait avoir été ici le point de départ de l'affection ; il est en effet d'observation que les idées ont d'autant plus de force sur les individus qu'elles sont plus limitées. C'est un fait que les paysans et parmi ceux-ci les montagnards sont fréquemment atteints de nostalgie. Il en est de même des sauvages transplantés dans nos villes.

Observation VIII. — *Délire religieux.*

Deg .., Jean-Louis dit Henri, né le 5 novembre 1809 dans le canton de Vaud. Ancien interprète. Entré à Charenton le 14 juillet 1887.

Malade depuis environ six semaines, pas d'antécédents héréditaires; pas d'antécédents personnels. Son délire éclate sans aucune cause apparente. Il n'était pas pieux, ne pratiquait pas. Il a perdu une fille l'an dernier, mais sans que cette perte parût l'affecter spécialement. A son entrée Deg... est triste, affaissé, il répond à peine aux questions qu'on lui fait, il dit qu'il est perdu, que le monde est perdu à cause de ses forfaits. Dieu va le punir, etc... C'est Satan qui s'est emparé de son âme, il n'a plus de fils, son fils est mort. Certificat immédiat : Délire religieux. Idées de suicide. Malade à surveiller attentivement.

Août. Très troublé, dit qu'il a le diable dans la tête, qu'on lui donne à manger et boire des choses qui le rendent fou ! Il ne comprend pas les idées qui lui viennent, ce ne peut être que l'œuvre du démon, etc... Mange bien. Ici, comme on peut le constater sur le délire religieux primitif, viennent se greffer quelques idées hypocondriaques et de persécution. Il s'imagine qu'on va le brûler, le martyriser en punition de ses crimes, il croit que son fils est mort et qu'on lui fait manger son cadavre. Idées de suicide.

Septembre. Le malade maigrit. Toujours aussi tourmenté, il fait les plus grandes difficultés pour manger, dit qu'on lui sert de la *décoction de vipères*. On lui fait manger ses enfants... on fait éclater sa tête, etc. 9 octobre. Même état mental, mange de moins en moins, affaiblissement progressif. Le 23. Ce matin hémoptysie assez abondante. L'examen stéthoscopique de la poitrine ne permet de découvrir aucune lésion. L'on prescrit le traitement approprié (ergotine, 2 gr.). Amaigrissement considérable depuis quelques temps. Toujours grandes difficultés pour manger, prétextant qu'on le nourrit de chair humaine. Expectoration purulente. Novembre. Amélioration sensible, le malade mange mieux, il est un peu plus calme et paraît renoncer dans une certaine mesure à ses conceptions délirantes. Décembre. *Idem*. 1er janvier 1888. *Idem*. Le 29. Depuis quelques jours la dépression mélancolique se manifeste de nouveau, il se lamente et supplie qu'on le conserve encore quelque temps. L'état général est mauvais. Deg... qui est porteur d'une hernie inguinale double est atteint en ce moment d'une constipation opiniâtre. 10 février. De plus en plus anxieux : Demande qu'on lui conserve la vie encore quelques jours.

Expectoration purulente striée de sang (Vomique ?) comme au mois d'octobre.

8 mars. Ne quitte plus le lit, très faible, toux, expectoration purulente. 21 avril. Même état physique. Le délire est toujours le même. Mai. *Idem*. Juin. Cet état s'est prolongé avec monotonie mais en s'aggravant jusqu'au 14 juin 1888, jour où le malade s'est éteint dans le dernier degré du marasme. L'autopsie n'a pu être faite.

Observation IX. — *Délire religieux*.

L'observation qu'on va lire est encore celle d'un vieillard chez lequel les idées délirantes ont apparu à l'âge de 74 ans sans que les facultés intellectuelles, les facultés affectives, le sens moral témoignent quelque affaiblissement. La déchéance physique seule est manifeste.

Le nommé Sim... Jean-Baptiste, âgé de 74 ans, entré à l'asile de...., le 22 mai 1886. Pas d'antécédents héréditaires appréciables, le malade a toujours été très travailleur. Bon caractère, quoiqu'un peu autoritaire. Autrefois il a eu des rhumatismes avec complications cardiaques. Actuellement œdème des membres inférieurs, emphysème pulmonaire. Bruits de frottement péricardique ?

Certificat d'entrée : Est atteint de délire religieux avec excitation et hallucinations de l'ouïe.

Sim.. a fait, il y a 3 ans, des pertes d'argent assez sérieuses; il avait compromis ses intérêts dans de mauvaises spéculations. Depuis 3 mois environ on remarque qu'il cherche la solitude, qu'il ne veut parler à personne. Parfois il s'enferme dans sa chambre et passe des heures entières à prier, ou bien il s'agenouille au pied d'un arbre et récite d'interminables chapelets. A son entrée, le malade déclare qu'il est en communication constante avec Dieu, il entend sa voix et ne se dirige que d'après ce qu'il lui ordonne. En effet il semble écouter une voix à laquelle il porte beaucoup d'attention et répond dans le plus grand recueillement, mais souvent à voix si basse qu'il est impossible de saisir le sens de ses paroles. A d'autres moments, il se plaint d'être enfermé, il pense aux pertes d'argent qu'il a faites et son unique objectif est de sortir au plus tôt pour recouvrer son bien-être et sa fortune. Il pense à sa famille et paraît avoir pour ses enfants la plus vive affection. Ses qualités morales sont les mêmes qu'avant la maladie.

Sim... mange très peu; il n'accepte comme aliments que du pain et de l'eau. Les nuits sont parfois agitées, alors sa physionomie est celle d'un illuminé, d'un exalté, il recueille avec avidité les communications que lui fait l'esprit céleste, ou bien il murmure des prières. Cet état se prolonge sans aucune modification pendant le mois de juin. Au mois de juillet le malade paraît se calmer un peu, les nuits sont meilleures. Il sort au mois d'août, retiré par sa famille, amélioré mais non guéri.

CHAPITRE IV

Manie.

Parmi les aliénations fonctionnelles ou folies proprement dites, une des plus anciennement connues est sans contredit la manie.

Celle-ci peut revêtir différentes formes, elle peut être subaiguë, aiguë, chronique, intermittente, rémittente. Le plus souvent c'est la manie chronique que l'on rencontre chez le vieillard ; nous la laisserons de côté pour cette raison qu'elle débute généralement vers l'âge moyen de la vie, et que l'explosion du délire remonte à une époque antérieure à celle que nous étudions plus spécialement chez nos malades. Toutefois nous ferons observer que la manie chronique est la terminaison la plus fréquente de la manie aiguë quand celle-ci ne guérit pas ; mais ce moment capital où la maladie aiguë cesse d'être curable pour s'installer définitivement, est l'un des points les plus difficiles à préciser de la médecine mentale. Chez certains sujets, il a lieu presque immédiatement au bout du deuxième ou du troisième mois à dater du début de l'accès ; chez d'autres il n'est pas encore accompli après trois ou quatre ans. — D'ailleurs comme le font remarquer la plupart des auteurs, la manie chronique ne diffère en rien, quant aux symptômes, de la manie aiguë dont elle n'est, en réalité, que la persistance sous forme atténuée.

Mais si le passage à l'état chronique est très fréquent, il n'est pas fatal, même chez le vieillard. Celui-ci peut guérir de son accès au bout d'un temps plus ou moins long ; aussi, est-ce cette forme de manie aiguë curable que nous envisagerons pour le moment. Disons de suite que jamais nous n'avons observé chez le vieillard cet état particulier dans lequel la fièvre s'allume, la langue devient sèche, le pouls dépasse 120 pulsations ; où le malade a l'œil hagard, la peau couverte d'une sueur visqueuse et ne tarde pas à succomber ; c'est le délire aigu ou manie suraiguë auquel le docteur Briand a consacré sa thèse inaugurale.

Par contre, nous avons vu un certain nombre de cas où la guérison dans la manie aiguë survenait tout à coup ou par oscillations progressives.

Cette forme de maladie mentale a été définie par Esquirol : « une affection cérébrale, ordinairement sans fièvre, caractérisée par la perturbation et l'exaltation de la sensibilité, de l'intelligence et de la volonté ». M. Ball la définit à son tour : « une folie caractérisée par un délire généralisé avec une vive surexcitation de l'intelligence et un besoin tumultueux de mouvement ».

Est-il besoin d'indiquer que les causes de cette affection ne sont autres chez le vieillard que celles qu'on a coutume d'énumérer à l'étiologie de la folie en général ? Nous ferons cependant une mention spéciale pour l'hérédité sous toutes ses formes. Celle-ci peut même apparaitre chez les enfants plus ou moins longtemps avant de se manifester chez les parents; on peut alors la considérer comme anticipée par rapport à la folie des ascendants restée jusqu'alors latente. Dans un cas qu'on nous a rapporté mais dont nous n'avons pu nous procurer l'observation détaillée, le fils était mort paralytique général, la fille avait été traitée plus ou moins longtemps pour des troubles cérébraux non déterminés, et la mère, vingt ans plus tard, à l'âge de 76 ans avait un accès de manie.

Comment débute un accès de manie? On a vu des malades chez lesquels le délire et l'excitation maniaque survenaient d'emblée sans aucuns prodromes. Ces faits sont rares même chez des jeunes malades; ils sont exceptionnels chez ceux que nous étudions. D'ordinaire le vieillard qui doit tomber dans un accès de manie passe par une période d'invasion plus ou moins longue qui consiste dans un état de malaise, de tristesse, d'appréhension vague, accompagné de quelques troubles nerveux et organiques, tels que céphalalgie, insomnie, inappétence, constipation, etc. Ce n'est que peu à peu qu'on voit apparaître l'excitation; encore celle-ci reste-t-elle souvent masquée et les phénomènes que l'on observe sont mis sur le compte du mauvais caractère, de l'activité habituelle.

Une fois l'accès déclaré, l'excitation peut se montrer dans la sphère intellectuelle, aussi bien que dans la sphère morale et dans la sphère physique. Le maniaque se laisse aller sans frein au désordre de ses idées; celles-ci n'ont plus aucun enchaînement, l'incohérence est manifeste.

De cette tendance à un mouvement psychique exagéré de dedans en dehors, de cette augmentation des efforts en étendue et en énergie, en un mot de ce débordement de la volonté, qui est le point capital de la perversion maniaque, résultent, dit Griesinger, comme d'une source commune, ces deux formes qui diffèrent déjà beaucoup entre elles par leur nature et par la manière dont elles s'expriment. Dans l'une, en effet, ce besoin de manifestation des forces psychiques peut se traduire immédiatement à l'extérieur, l'impulsion se propageant aux organes du mouvement, il peut pour ainsi dire faire explosion, et donner lieu aussitôt à un état de grande agitation extérieure. Le malade est constamment en mouvement (paroles, gestes, mouvements du corps en général) ; il parle, il crie, il est bruyant, il saute, il s'emporte, etc.

Ou bien, ce développement plus libre des forces de la volonté s'accompagnant immédiatement d'une grande vanité, d'un sentiment exagéré de soi même, d'une fatuité constante, le malade, qui cherche à s'expliquer la disposition dans laquelle il se trouve, peut en venir à des idées délirantes qui dès lors dominent son esprit et font tourner à leur profit cette exagération de volonté. Dans ce cas, et Griesinger insiste avec raison sur cette remarque justifiée tous les jours par l'observation clinique, lorsque cet état s'accompagnant de conceptions délirantes provoquées et entretenues par ce sentiment d'orgueil et de vanité, a pris une certaine consistance, le trouble cérébral est infiniment plus profond ; ces conceptions s'emparent immédiatement du moi et arrivent bientôt à aliéner et à fausser complètement l'individualité.

Au cours de son accès de manie, le vieillard, celui-là même qui parfois avait donné jusqu'alors l'exemple d'une parfaite honorabilité, perd complètement le respect des convenances : il est sale, et prononce à tous propos des paroles grossières et érotiques. Si c'est une femme, elle oublie complètement les lois de la pudeur, elle jure et se plaît à dire des paroles lubriques. Les hallucinations et les illusions sensorielles de la sphère génitale sont fréquentes dans l'un et l'autre sexe.

Bien que les maniaques soient essentiellement irritables, il est rare de rencontrer chez nos malades ces violents accès de fureur qui appartiennent à ceux d'un autre âge et qui les poussent à se jeter sur les objets qui les environnent, à se précipiter contre les murailles. C'est plutôt l'incohérence du langage, l'absence de suite et de logique dans les idées, le désordre des gestes qui serviront ordinairement de base au diagnostic de leur aliénation.

Leurs écrits peuvent encore fournir d'utiles renseignements (Legrand du Saulle). « L'écriture a un aspect général rapide, hâtif et précipité, et elle fourmille parfois de traits de plume, de barres et de signes peu déchiffrables. Quant aux pensées délirantes ainsi exprimées, elles sont multiples et s'enchaînent avec une rapidité qui va jusqu'à l'incohérence. On observe fréquemment alors le mécanisme intime de l'association vicieuse des idées ; un mot, une consonnance amènent un autre mot, une nouvelle idée. Tantôt deux idées voisines ont entre elles quelques connexions, mais la seconde s'éloigne du but et ne vient plus concourir à l'ensemble du raisonnement ;

tantôt deux pensées se suivent sans l'intermédiaire d'aucun lien logique. »

Pour cet auteur, il serait même possible en présence d'un écrit ou d'une disposition testamentaire émanant d'un maniaque, de dire, après examen littéraire et inspection graphique de la pièce, à quelle période probable du délire a été tracé l'écrit. Sans aller jusque-là, et en tenant compte des causes multiples qui peuvent altérer dans les écrits d'un vieillard et la disposition graphique et la suite des idées, nous sommes obligés de reconnaître que dans la plupart des cas les pièces que nous avons eues entre les mains présentaient un ensemble de caractères qu'il serait trop long d'énumérer ici, mais qui étaient pour ainsi dire le témoignage écrit du délire de ceux qui nous les avaient remises.

On nous pardonnera cette digression si l'on se rappelle combien le besoin d'écrire est tenace chez un grand nombre de ces malades, et l'on comprendra que leurs écrits puissent servir en mainte circonstance à confirmer le diagnostic de manie alors que d'autre part celui-ci serait insuffisamment établi.

L'accès peut se terminer de trois façons différentes : Le malade peut mourir emporté par une complication organique, le plus souvent pulmonaire (pneumonie des vieillards). Le passage à l'état chronique est la terminaison la plus fréquente ; on observe alors des alternatives de calme relatif et d'exacerbation. Parfois, dans ces cas, la manie chronique revêt l'aspect d'une folie circulaire, d'une folie à double forme ; elle aboutit alors tôt ou tard à la démence, et celle-ci conserve habituellement un certain cachet d'excitabilité avec retours plus ou moins espacés de véritable agitation.

Mais, et nous voulons insister sur ce point, l'accès de manie aiguë peut guérir. Il peut guérir tout d'un coup alors que rien ne pouvait faire prévoir un changement aussi subit. Tel malade était la veille dans un état voisin de la fureur qui se réveille le lendemain complètement lucide. D'autres fois c'est à la suite d'oscillations progressives que s'opère le retour à la santé ; les intervalles de lucidité se rapprochent de plus en plus si bien que l'excitation moins intense et moins prolongée finit par disparaître complètement.

Si la manie d'une façon générale et considérée chez la totalité des aliénés est l'espèce de folie la plus commune ; chez les vieillards elle est relativement rare, surtout sous forme d'un accès aux contours nettement délimités; cependant les quelques exemples que nous avons observés nous ont paru concluants et conséquemment dignes d'intérêt.

Observation X. — *Manie.*

Bre... Joseph, né le 11 septembre 1811, professeur. Ce malade a une hérédité multiple, et plusieurs membres de sa famille ont présenté des phénomènes cérébraux.

Il nous arrive le 1er juillet 1883. Certificat immédiat : « atteint de manie avec exaltation religieuse, accès d'agitation, actes de violence ».

Bre.... est un exalté, il a des hallucinations de l'ouïe et de la vue.

Depuis quelque temps il se voyait poursuivi par des assassins avec lesquels il luttait. A ces moments il devenait dangereux, il poussait des cris.

Son séjour à l'asile ramène le calme dans son esprit, plusieurs fois cependant il a refusé de manger, il a eu des idées mystiques. Puis son état devient assez satisfaisant pour qu'on le laisse sortir (29 juin 1885).

Un mois après, sans qu'il ait fait des excès d'aucune sorte un nouvel accès de manie se déclare chez lui. Plus excité que la première fois, il dit qu'il est fils de Napoléon Ier, que la sainte Vierge lui apparaît, lui parle, le dirige. Toujours halluciné, son exaltation religieuse n'a pas de bornes, il ne dort presque pas. Agitation, actes de violences. Il entre de nouveau à l'asile le 22 juillet 1885. Cet état se prolonge pendant un mois environ, puis il se calme. Rien de particulier pendant l'année 1886. Nouvel accès en 1887, semblable aux autres. Le malade meurt subitement le 26 juillet.

Nous avons donc observé chez Bro... plusieurs accès de manie parfaitement nets séparés par des intervalles de lucidité. Peut-être ces différentes phases d'excitation étaient-elles les premiers chaînons pathologiques d'une manie intermittente ? Ce qui nous frappe surtout c'est le début brusque de ces accès, début qui se rencontre rarement, nous nous hâtons de le dire, chez les vieillards de cet âge.

OBSERVATION XI. — *Manie.*

Mme A..., 64 ans, mariée, mère de famille, a passé sa vie dans les fermes. Elle ne possède aucune instruction, ne sait ni lire, ni écrire, mais était considérée comme une femme intelligente, gérant bien ses affaires. Elle a un caractère doux, elle aime bien ses enfants et a toujours mené une vie régulière.

Pas de maladie grave antérieure. Si l'on interroge les ascendants on ne trouve pas de causes héréditaires. Les fils se portent bien et il n'y a aucune trace d'affection nerveuse ou mentale.

La maladie pour laquelle on l'a conduite à l'asile aurait débuté il y a deux mois. Les causes sont des revers de fortune (perte d'un procès) et des impressions morales vives (elle a vu arrêter son beau-frère). Le début a été caractérisé par un état mélancolique, bientôt entrecoupé par des alternatives d'agitation. La malade a eu en premier lieu des idées fixes qui paraissaient d'abord associées dans un ordre logique, mais qui sont rapidement devenues incohérentes. Elle parlait constamment de la guerre et prétendait qu'on lui faisait manger des crapauds. Ces idées revenaient très souvent dans sa conversation. Sa mémoire était à ce moment plus vive que dans l'état habituel.

Peu à peu son délire a augmenté, elle criait et parlait d'une façon incohérente et déréglée.

Illusions de la vue ; confondait les personnes mais non les sexes, prenant des étrangers pour des parents ou des amis. Elle reconnaissait très bien cependant les gens de sa famille pour qui elle conservait toujours la même affection. Quelques jours avant son entrée elle passait ses jours et ses nuits à chanter et à danser. Son appareil digestif fonctionnait assez mal, elle mangeait peu, avait de la dyspepsie et de la constipation.

État actuel, 10 août 1887. — La malade est tellement agitée qu'on doit immédiatement la maintenir à l'aide de la camisole de force. Elle répond par des grimaces aux questions qu'on lui pose, a les traits amaigris, altérés, les yeux brillants. La circulation et la respiration ne présentent rien de particulier. Le pouls n'est pas accéléré et la température est normale. Le 20. Même agitation, loquacité intarissable, chants désordonnés. Si on la détache, elle frappe tout le monde. Elle se refuse à prendre de la nourriture et crache sur les aliments qu'on lui présente. On la nourrit à l'aide de la sonde œsophagienne. Malgré les purgatifs répétés sa constipation persiste, son sommeil est nul. Elle manifeste des idées érotiques, exhibe ses parties génitales, a des intempérances de langage. Elle commet toujours des erreurs de personnes et prend les fonctionnaires de la maison pour ses enfants. Ses idées sont essentiellement mobiles. Son attention ne peut être fixée. Le 1er septembre. Même agitation, même loquacité, même incohérence. Elle a manifesté des idées de grandeur, elle prétend qu'elle est très riche et qu'elle est vicomtesse. Elle consent de temps en temps à prendre une tasse de lait. On lui donne du chocolat et elle dort quelques heures. Ses fils sont venus la voir. Elle a paru heureuse de leur visite. Mais ils n'ont pu causer longtemps avec elle. 1er octobre. L'agitation persiste. La malade est très amaigrie Cependant elle mange un peu mieux, dort trois ou quatre heures par nuit. Les idées sont toujours fugaces et incohérentes. En somme peu d'amélioration.

Observation XII. — *Manie aiguë.*

Mme M..., âgée de 76 ans, a eu une vie très régulière. Elle a passé plus de 50 ans avec son mari dans un bonheur parfait. Elle n'a jamais eu de maladie grave antérieure. Sa menstruation a été régulière jusqu'à l'âge de 45 ans. Élevée dans sa famille elle a reçu une instruction élémentaire. Elle a un caractère doux et aimable. Elle a eu deux enfants pour qui elle avait la plus grande affection.

L'hérédité est muette sur les ascendants. Mais elle a eu deux frères qui sont morts aliénés. La maladie qui a nécessité son entrée remonte à 3 semaines. Si l'on cherche les causes, on ne trouve que des chagrins à la suite de la perte de deux enfants, notamment d'une fille que la malade aimait beaucoup et qui est morte inopinément.

Le début a été caractérisé par un état de tristesse et un changement subit de caractère qui ont bientôt fait place à une grande excitation. La malade était très agitée, disait des paroles grossières, et se livrait à des actes absolument inconséquents. Si l'on en croit les personnes qui l'ont observée à ce moment elle avait même des hallucinations. Elle voyait des personnes absentes, des parents qu'elle avait connus autrefois, entendait des voix et sentait des odeurs repoussantes. Sa mémoire et ses affections étaient conservées.

État actuel, 16 mai 1884. — La malade est très agitée, on doit la camisoler. Elle répond à peine aux questions qu'on lui pose, dit des paroles incohérentes, rit sans motif. Le pouls n'est pas accéléré, la température est normale. 13 juin. L'agitation continue. La malade rit ou parle sans cesse. Si on la détache, elle bouscule les personnes du service. Son appétit est nul, elle a refusé pendant 8 jours toute nourriture. On a dû la nourrir à l'aide de la sonde œsophagienne. Elle dort à peine 2 heures par nuit. 1er août. Pas de rémittence dans l'agitation, même loquacité ; on a constaté l'apparition d'un certain nombre d'idées ambitieuses, mais celles-ci ne persistent pas. Elles ne durent dans l'esprit de la malade que le temps qu'elle met à les exprimer. Elle reconnaît très bien les gens de sa famille qui viennent la voir, manifeste son plaisir de recevoir leur visite, mais répond à leurs questions par des propos incohérents. La mémoire est conservée. Habituellement elle mange bien, mais de temps en temps elle refuse les aliments. Quelquefois elle passe la nuit dans une grande agitation. Le plus souvent elle dort six ou sept heures sans s'éveiller. 1er novembre. Sauf une bronchite qui a guéri en quelques jours, la santé physique n'a présenté aucun changement anormal. L'état mental n'est pas modifié. L'agitation persiste. La malade a un peu maigri. Il y a à signaler quelques idées érotiques. 10 décembre. Même état, même agitation, même loquacité. La malade doit toujours être maintenue à l'aide de la camisole.

CHAPITRE V

Délire de persécution.

C'est à Lasègue que revient l'honneur d'avoir décrit le premier d'une façon magistrale le délire de persécution. Les idées de persécution, symptôme passager, simple conception délirante, se rencontrent dans un grand nombre d'affections mentales. On les observe dans l'hystérie, dans l'épilepsie, dans les affections organiques du cerveau telles que la paralysie générale, le ramollissement, on en trouve également dans la démence sénile.

Mais les idées de persécution systématisées constituent cette forme spéciale de folie que Lasègue a appelée délire des persécutions. Dans cette affection le malade présente une tendance progressive à rapporter ses sensations maladives à l'hostilité et au mauvais vouloir de ses semblables. D'abord ces idées sont assez confuses et lorsqu'on interroge les malades ils répondent : On m'en veut, on m'insulte, on me fait des misères, on m'électrise, on m'empoisonne, on me viole, on me jette des mauvaises odeurs..., etc. Puis au bout d'un certain temps le délire s'installe d'une façon définitive, s'organise, se cristallise comme on dit. C'est une société qui est la cause de leurs malheurs, ce sont les Jésuites, les Francs-maçons, la police..., etc. Leur persécution est coordonnée, suit un développement général et souvent les hallucinations de l'ouïe qui surviennent à ce moment confirment le délire.

Ces hallucinations sont extrêmement fréquentes et pour quelques auteurs elles constituent un des symptômes les plus caractéristiques du délire des persécutions. Aussi ce délire vient-il à s'organiser chez un vieillard, et les hallucinations de l'ouïe ne tardent pas à apparaître. A ce propos nous pourrions remarquer déjà qu'au milieu des idées vagues de persécutions que l'on rencontre dans la démence sénile il est exceptionnel d'observer une hallucination bien nette et persistante, encore dans ce cas le malade n'en fait-il pas l'objet constant de ses préoccupations et se laisse t-il assez facilement convaincre de l'erreur commise par ses sens.

Tout autre est le persécuté halluciné et il faut avoir essayé de détromper un de ces malheureux pour se rendre compte de ce que cette tâche a de difficile; dans l'immense majorité des cas elle est impossible. La voix qu'il entend est celle d'un parent, d'un ami, de telle ou telle personne qu'il désigne. C'est Dieu, le diable, un animal ou même un objet quelconque qui l'insulte, l'accuse, lui dénonce les manœuvres de ses ennemis, lui ordonne d'en finir avec la vie. Et cela plusieurs fois par jour, quelquefois à heure fixe, sans repos ni trève si bien que le malade cherche quelquefois, quoi qu'on en ait dit, à échapper par la mort à ceux qui l'injurient ou le poursuivent.

Chez nos malades, comme on le verra, les hallucinations de l'ouie ne sont pas seules à venir les troubler. Soit qu'il y ait chez eux une exagération inconsciente de leur état, soit que les phénomènes perçus aient réellement une acuité extra physiologique, il n'est pas un sens qui ne puisse être le jouet d'hallucinations.

« J'ai connu, dit M. Christian (*loc. cit.*), des malades devant qui se déroulaient les scènes les plus horribles : l'un était obligé d'assister aux derniers outrages que plusieurs fois par jour on faisait subir à sa femme, et son impuissance à punir ce lâche attentat le mettait dans une véritable fureur. Un autre voyait ses enfants livrés aux plus cruels supplices. Un troisième a devant les yeux une femme qui lui fait des gestes obscènes, il a beau s'agiter, se mettre en colère, crier : « Va-t-en ! Va-t-en, je ne veux pas te voir. » en accompagnant ces cris de toutes sortes d'injures, rien n'y fait, la femme reste toujours là. »

Les illusions de la vue sont également assez fréquentes, les objets extérieurs revêtent parfois pour le persécuté des formes étranges, terrifiantes, qui sont la source de nouvelles interprétations délirantes.

Les hallucinations du goût et de l'odorat sont celles que nous avons observées le plus rarement. Dans un cas le malade âgé de 68 ans affirmait que depuis longtemps on mélangeait du fiel de bœuf avec ses aliments. Ajoutons qu'il souffrait de troubles digestifs variés et cette remarque a son importance, car on sait que chez le vieillard l'état saburral des voies digestives est chose commune ; on peut par ce fait expliquer les hallucinations du goût, et comprendre l'origine de ces sensations bizarres qui font dire aux malades qu'ils mangent de l'arsenic, du cuivre, du soufre, de l'ammoniaque, des œufs pourris..., etc.

Quant au tact et à la sensibilité générale, c'est la mine inépuisable de toutes ces fausses sensations qui chez les persécutés donnent lieu à des conceptions et à des déterminaisons également maladives. Ils se disent exposés aux maléfices des puissances occultes qu'ils désignent sous les noms de physique, d'électricité, de magnétisme; à l'aide de batteries cachées, on leur envoie des secousses, des flèches électriques; on leur vide le corps, on leur prend leur virilité, on aimante leurs cheveux, leurs yeux, leurs dents; on agit sur leur cerveau au moyen d'un fluide invisible..., etc. La simple énumération de tous les griefs articulés par ces malades nous ferait sortir du cadre que comporte ce travail; il nous suffira de dire que chez le vieillard persécuté les hallucinations sont les mêmes que celles qu'on rencontre à un autre âge et qu'il n'y a pas lieu de leur attribuer des caractères spéciaux.

Une fois que le délire est organisé, systématisé, le malade s'isole, se met aux aguets, épie et commente les actes, les paroles et les gestes de ceux qui l'approchent.

Tantôt il n'exhale aucune plainte précise, ne formule aucune accusation saisissable ; mais il se déclare tourmenté de mille manières différentes. Tantôt il énumère les pièges qui sont tendus à sa bonne foi, les tortures morales qui l'accablent sans cesse et s'en va requérir l'assistance de la police ou de tout autre personne influente.

Toutefois son caractère se modifie peu et les observations cliniques de Legrand du Saulle sont parfaitement justifiées, au moins en ce qui concerne le vieillard. « Le persécuté, chose extraordinaire et vraiment remarquable, dit cet auteur, a beau subir d'importantes modifications dans l'exercice de ses facultés intellectuelles et affectives, il reste cependant, sous le rapport de son caractère antérieur, ce qu'il était auparavant. Celui-ci avant sa maladie était doux, calme et patient; eh bien tel il va rester dans son délire. Les humiliations lui causeront une douleur discrète, les injures le trouveront résigné, et il étouffera tout projet de vengeance. Persécuté passif, il attentera peut-être à ses jours mais il respectera la vie d'autrui. Celui-là était vif, colère, emporté, violent et tel il reste également; il s'irrite et tempête, il menace et accuse. Persécuté actif, il frappera peut-être et tuera. »

Un des symptômes les plus communs de ce délire lorsqu'il passe à l'état chronique, est le vocabulaire spécial qu'empruntent les malades pour traduire leurs conceptions. Les associations de mots, les néologismes les plus bizarres se font jour dans leurs paroles, dans leurs écrits. Ils expriment leur délire, désignent leurs persécuteurs dans un langage pathologique particulièrement intéressant en ce sens qu'il doit faire perdre tout espoir de guérison si l'on en avait conservé jusqu'alors. — On me *vanupiète*, on m'*emfièvre*, disait un malade que nous avons observé, j'entends à chaque instant les *hargneuses de nuit*, etc.

Quant à la terminaison du délire des persécutions, à

la transformation de la personnalité qui fait du persécuté un ambitieux ; la question étant encore pendante, nous nous abstiendrons d'en parler. Mentionnons cependant que chez la plupart de nos vieillards persécutés nous avons trouvé un certain nombre d'idées ambitieuses, les unes ayant apparu pendant que nous les observions, les autres existant déjà à une époque antérieure à celle où nous les avons soumis à notre examen.

OBSERVATION XIII. — *Délire de persécution.*

M. Los..., né le 16 août 1803, entré le 18 septembre 1883.

Pas d'antécédents héréditaires. Pas d'excès de boissons. Ce malade présente à son entrée tous les signes de la plus grande agitation ; il va et vient continuellement, repoussant tous ceux qui veulent l'approcher.

Il porte sur le côté gauche de la face et du cuir chevelu une forte ecchymose, suite d'une chute faite il y a deux jours. Idées de grandeur et de persécution. La mémoire est bien conservée.

Los... en veut beaucoup à son fils qu'il accuse de vouloir se défaire de lui pour le dépouiller.

Octobre. Grande excitation cérébrale. Ses idées délirantes persistent. Réticences. Il se méfie de ceux qui lui adressent la parole ; ce sont des gens payés par son fils. Très agité depuis quelques jours le malade s'affaisse subitement, il s'alite.

L'auscultation nous révèle l'existence d'une pneumonie. Malgré le traitement approprié, l'état s'aggrave rapidement et la mort survient le 8 octobre 1883. Pas d'autopsie.

D'après les renseignements que nous avons pris ultérieurement, ce malade aurait déjà présenté à l'âge de 67 ans des troubles cérébraux pour lesquels il aurait été traité dans une maison de santé.

Observation XIV. — *Délire de persécution.*

Le nommé Qu... René-Eutrope, né le 29 avril 1809, ancien pâtissier, entré à Charenton le 29 septembre 1886.

Pas de renseignements précis sur la famille. Le certificat d'entrée mentionne que Qu... est atteint du délire de persécutions avec hallucinations et illusions nombreuses.

Depuis quelques mois il se tourmente, s'inquiète, croit qu'il va être ruiné, qu'on va le dépouiller. Il ne dort plus, court sans cesse dans la maison, cache ses papiers, ses objets précieux. Ne mange plus, s'imagine que ses plus grands ennemis sont différentes personnes de son pays entre autres le chef de gare et un cafetier son voisin. A son entrée il est très anxieux : « Sa femme est morte, il n'a plus rien, on a tout pris dans sa maison, ses meubles, ses papiers, tout ; il n'a même plus de quoi écrire. Le chef de gare est à la tête de ceux qui ont pillé chez lui, etc. ».

Qu... se présente sous l'aspect d'un vieillard petit, maigre, bien conservé, on ne lui donnerait pas son âge. Hallucinations de l'ouïe, il entend le téléphone qui de Mennecy, sa résidence, lui annonce que sa femme est morte, qu'on l'a enterrée, que sa maison est vide et qu'il n'a plus rien : Il se lève la nuit pour aller écouter aux portes. Dans la journée il reste dans un coin de la cour où viennent les communications de Mennecy. Octobre Novembre. — Toujours tourmenté ; hallucinations de l'ouïe. Pas de changement.

Cet état ne se modifie guère jusqu'au mois de février 1887. Le délire est toujours le même, pas de particularité importante à noter. Vers la fin de février il devient un peu plus calme, mais cette tranquillité n'est qu'apparente, les troubles cérébraux sont toujours profonds ; jamais il n'a voulu reconnaître que sa femme n'était pas morte.

28 mars. Ce jour, au matin, il est pris subitement de vomissements (verdâtres) et de diarrhée (choléra sporadique ?). On le

couche, on cherche à le réchauffer (thé au rhum, etc.) on n'obtient aucun résultat. Le malade tombe dans le collapsus et le coma. Le 29. Il expire à 11 heures du matin sans avoir repris connaissance.

L'autopsie n'a pu être faite.

Cette observation est particulièrement intéressante et instructive en ce sens que le malade n'a présenté à aucun moment, malgré son grand âge, ni l'affaiblissement graduel des facultés que l'on observe dans la démence, ni cet aspect, ce cachet (qu'on nous pardonne l'expression) que cette affection imprime à ceux qui en sont atteints. En d'autres termes, le caractère tenace et persistant de ce délire justifie pleinement notre assertion, à savoir que les vésanies en tant qu'entités morbides peuvent se rencontrer jusqu'aux limites les plus reculées, aussi bien qu'à la période moyenne de la vie sans que la démence vienne jeter un voile sur leurs manifestations et en altérer la netteté.

Observation XV. — *Délire de persécution.*

M. Wort... âgé de 65 ans, ancien militaire, est transféré de l'hôpital des Invalides à la maison de Charenton le 6 septembre 1886.

Ce malade est extrêmement sourd et nous ne pouvons converser avec lui que par écrit. On lui envoie des secousses, des décharges électriques. Il nous raconte que ses yeux sont influencés. Les démons sont acharnés à sa poursuite. Il se lève la nuit pour leur échapper en poussant des cris. C'est dans ces conditions qu'aux Invalides où il troublait le repos des autres malades on décide son internement dans une maison spéciale.

Pas d'idées ambitieuses, et depuis que nous l'observons son délire de persécution n'a pas varié ainsi qu'on peut en juger par cette lettre qu'il nous remet à l'adresse de sa femme : « Je souffre toujours, dit-il, du tourment des mauvais esprits ; je ne peux même réfléchir à ce que j'ai à t'écrire ; il ne font que des imprécations contre eux-mêmes, contre moi et contre tout le monde. Je suis abasourdi de les entendre nuit et jour, sans me quitter une seule minute. Si je suis malade, c'est à cause d'eux qui me font souffrir comme un martyr. Partout où je me trouve, je n'entends que ces deux démons, ils sont si bêtes qu'ils me font frémir de honte en les entendant parler et faire toutes sortes de bruits que personne ne peut comprendre que moi. Je suis tout à fait dégoûté de les entendre ; on ne peut les voir, ils sont toujours au-dessus de ma tête à me faire devenir plus sourd et plus aveugle. Aussi je ne peux dormir une seule minute chaque nuit..., etc.

Dans une autre il s'exprime ainsi : « Je suis piqué plus de mille fois par jour, comme si je recevais des coups d'aiguille par tous les membres, ils (les démons) m'excitent à la vengeance et à frapper mes camarades pour me faire passer pour un insensé. Ensuite si je lis les lettres que l'on m'envoie ou le journal, ils le répètent hautement devant le monde. Je ne peux rien faire sans qu'il me le reprochent... Tout ce que je pense et ce que je dis, c'est de même. Si je suis malade et que j'en parle à M. le médecin, ils font des imprécations contre moi-même en disant qu'ils voudraient que je sois empoisonné .. Ne croyez pas que j'invente toutes ces choses, car je n'ai pas une seule minute de repos depuis deux ans et demi que je suis avec eux... »

Voilà bien le langage du persécuté classique, voilà bien la maladie de Lasègue, et, à notre sens, on doit convenir que chez cet homme malade depuis plusieurs années, les conceptions délirantes n'ont rien perdu de leur acuïté.

Observation XVI. — *Délire de persécution.*

Le nommé Nic..., âgé de 77 ans, entre dans le service le 5 mars 1886.

Antécédents héréditaires : Père et mère morts de maladies cérébrales, sœur internée pendant 6 ans à la Salpêtrière où elle est morte.

Certificat d'entrée : Aliénation mentale caractérisée surtout par des idées de grandeur et de richesses jointes à des idées de persécution. Il est l'héritier du marquis de Nicolaï, on l'a frustré de plusieurs millions, etc.., Agitation, incohérence.

Certificat de quinzaine. Est atteint de délire de persécution avec hallucinations de l'ouïe et de la sensibilité générale.

La maladie a débuté il y a un mois, caractérisée par des scènes de violence, une méfiance exagérée, des accusations non justifiées. Hallucinations de l'ouïe : il y a des voix dans les placards qui lui crient des injures.

Avril 1887. L'état de ce malade n'a pas changé.

Halluciné, criard, souvent excité. Le délire est toujours le même; on lui en veut parce qu'il est l'héritier d'une grande famille, on est jaloux de lui, on l'a enfermé pour lui voler ses biens. Sa femme le trompe. Langage ordurier. Mange bien, ne dort pas, passe la nuit à crier, à s'habiller et à se déshabiller. Janvier 1888. Mêmes conceptions délirantes.

L'état physique est moins satisfaisant. Affaiblissement manifeste. Mars. Cachexie, marasme ; meurt le 14, sans avoir cessé d'être persécuté et ambitieux.

Autopsie. — Poids du cerveau 1250 grammes. La dure-mère est dans toute son étendue adhérente à la face interne des os du crâne. Elle se déchire au moment où on enlève la voûte osseuse. On ne parvient pas à la détacher des os par la traction, elle fait corps avec eux. Elle est moins épaisse qu'à l'état normal, son tissu est plus raréfié sur certains points. Pas de fausses membranes à sa face interne. La faux du cerveau est réduite à quelques tractus fibreux irréguliers, laissant en contact la face interne des deux lobes cérébraux dans presque toute leur étendue. Il existe à la face interne de la dure-mère s'étendant à presque toute l'étendue de la face externe des lobes cérébraux un caillot sanguin de couleur rouge foncé, présentant une épaisseur pouvant varier entre 2, 3, 5 ou même 6 millimètres. C'est au niveau de la face interne des pariétaux qu'il est le plus épais. L'arachnoïde est un peu laiteuse et épaissie par places. Le liquide céphalo-rachidien est au moins doublé de quantité. La pie-mère parait également un peu épaissie; les deux feuillets qui plongent dans l'intervalle des circonvolutions sont soudés et confondus. Il y a, occupant la moitié supérieure du lobe pariétal droit, une ecchymose rougeâtre infiltrant le tissu de la pie-mère et s'enlevant avec cette membrane. Les artères de la base du cerveau (particulièrement le tronc basilaire, le tronc de la carotide interne) sont jaunâtres, un peu dilatées, dures à la coupe, manifestement athéromateuses. Les points jaunâtres et athéromateux se voient également sur les sylviennes des deux côtés. Les nerfs optiques sont atrophiés, ils sont représentés par deux cordons aplatis, grêles, et ont à peine la moitié de leur volume normal. La substance cérébrale est pâle et paraît indurée quand on la coupe. Pas d'hémorrhagies en foyer, ni de zones de ramollissement. On trouve à la partie centrale de la glande pinéale des concrétions qui ressemblent par leur dureté et leur coloration gris jaunâtre à des grains de sable.

L'histoire clinique de ce malade est des plus nettes, aussi l'avons nous abrégée, dans la crainte de nous exposer à des redites, car pendant deux ans, ce vieillard persécuté est resté ce qu'il était lors de son entrée, sans présenter d'autres particularités, que des alternatives de calme et d'agitation.

L'autopsie nous révèle l'existence d'une hémorrhagie méningée, et si nous avons insisté sur les détails c'est pour montrer que l'anatomie pathologique aussi bien que la clinique, nous autorisent à refuser le caractère démentiel aux idées délirantes du malade qui fait le sujet de cette observation.

Observation XVII. — *Délire de persécution. — Suicide.*

Cette observation rapportée par Legrand du Saulle dans son traité du délire des persécutions montre combien la systématisation des idées délirantes peut s'observer même chez le vieillard à l'encontre d'une opinion trop admise qui veut qu'à cet âge les idées n'aient pas de résistance et soient abandonnées facilement par celui qui les a conçues.

L..., 68 ans, ancien cuisinier, entre à Bicêtre le 12 avril 1867. Il déclare qu'il est enfant naturel et sans famille. Depuis longtemps il passait dans le département de Seine-et-Marne pour un homme inquiet, bizarre, irascible et méchant. Il avait toujours peur d'être volé ou empoisonné, il voyait des ennemis partout, se croyait traqué par la police et les gendarmes, prenait les passants pour des espions. Il changeait de logement à chaque instant, ne touchait jamais aux aliments, sans que d'autres en eussent mangé avant lui, se barricadait dans sa chambre, et ne s'endormait d'ordinaire qu'après avoir placé sous son oreiller un grand couteau de cuisine.

L... était très lié avec le sieur M..., maître d'hôtel à Melun. Un matin qu'il causait amicalement avec lui, on entendit des appels « au secours » et M. tomba assassiné. On accourut et on vit L... qui armé d'un grand couteau essayait en vain de se couper la gorge.

Il avoua qu'il était l'auteur du crime, déclara que sa victime était un misérable, et que son hôtel était devenu le rendez-vous de ses amis et de *toute la clique*. Du reste son ami l'avait trahi comme tous les autres. Il s'en était vengé, mais son action méritait une punition, attendu qu'il n'avait pas le droit de se faire justice lui-même.

Dans l'asile, le malade se montre triste, abattu, indifférent, apathique, regrettant à peine l'atrocité de son crime. Il est toujours seul, ne parle à personne, il se plaint et se lamente toujours accusant les infirmiers d'injustice. Il se croit en butte à des vexations, a le plus mauvais lit de la division et veut qu'on le change de cellule ou de quartier.

A quelque temps de là le malade est trouvé pendu dans sa cellule.

CHAPITRE VI

Délire ambitieux.

Y a-t-il un délire ambitieux primitif ou mégalomanie essentielle comme l'appellent certains auteurs? Là est peut être la question la plus controversée de la médecine mentale à l'heure actuelle. Ce genre de folie est-il une entité morbide, est-il un symptôme, est-il une des phases nécessaires, un stade d'une psychose progressive qui serait le délire chronique ? Toutes les opinions ont été soutenues et les récentes discussions de la Société médico-psychologique n'ont pas encore tranché le débat.

Aussi n'avons-nous pas la prétention d'apporter quelque lumière sur ce point de doctrine. Nous nous placerons au point de vue clinique pur et simple, et nous nous bornerons à examiner quelles sont les formes de délire ambitieux susceptibles d'être rencontrées chez les vieillards.

Le caractère général et fondamental du délire des grandeurs est l'exagération morbide de la personnalité, mais cette exagération du *moi* se présente sous des aspects différents suivant qu'on l'envisage dans telle ou telle maladie mentale.

Nous savons déjà que dans la démence sénile, il n'est pas rare de voir apparaître quelques idées ambitieuses, celles-ci sont à peine ébauchées, puériles, sans consistance ; nous les laisserons de côté, préoccupés que nous sommes de montrer précisément qu'un certain nombre d'idées délirantes peuvent se faire jour chez le vieillard en dehors de tout état démentiel.

Le délire ambitieux des alcooliques a été peu étudié. Dans une thèse récente, le Dr Klein en donne la raison ; c'est dit-il, que cette forme de délire est exceptionnelle dans l'alcoolisme aigu et subaigu et peu fréquente même dans l'alcoolisme chronique. Cependant, et le Dr Klein en convient, le délire des grandeurs a été observé depuis longtemps chez les alcooliques chroniques, et joint à quelques autres symptômes il a été décrit sous le nom de pseudo-paralysie générale alcoolique.

Quelquefois même chez nos malades qui sont dans la majorité des cas des alcooliques chroniques il a pu être confondu avec le délire ambitieux d'une véritable paralysie générale.

Le diagnostic est parfois très difficile ; cependant il peut être aidé par les considérations suivantes : « Les idées délirantes considérées en elles-mêmes peuvent présenter tous les caractères du délire paralytique ; elles peuvent être aussi multiples, mobiles, absurdes et contradictoires. Néanmoins il y a un trait caractéristique qui distingue le délire de l'alcoolique chronique de celui du paralytique général, c'est l'apathie, l'indifférence avec laquelle il débite ses idées délirantes. Jamais un alcoolique ne cherchera à vous persuader de la véracité de son délire ; il n'y met aucune ambition, ni aucune énergie » (KLEIN. *Délire des grandeurs*, 1888).

Nous avons été à même d'apprécier plus d'une fois la justesse de cette observation, à savoir que l'alcoolique chronique reste calme et indifférent tandis que le paralytique s'abandonne tout entier et sans réserve à son délire ambitieux : aussi avons-nous cru devoir la mentionner.

Un grand nombre de persécutés deviennent ambitieux, et cette transformation de la personnalité est un fait incontestable : Morel d'abord l'a signalé, Falret, Foville, Gérente, Magnan, dans ces derniers temps, l'ont analysée avec soin. Notre tâche n'est pas de rechercher si tous les persécutés arrivent fatalement à une période ambitieuse, ni si cette période ambitieuse suit toujours, dans l'ordre chronologique, la phase de persécution. Nous pouvons seulement constater que nos malades atteints de délire ambitieux ont été pour la plupart des persécutés. Souvent même, au milieu des idées ambitieuses, apparaissent encore quelques idées de persécution à tel point qu'à un moment donné on peut constater la coexistence manifeste des deux délires.

Mais, peu à peu, le délire des grandeurs, les conceptions orgueilleuses finissent par étouffer les idées de persécution qui subissent une marche régressive et disparaissent même totalement dans certains cas.

La transformation de la personnalité s'est opérée insensiblement, le persécuté est devenu mégalomane. Quant aux caractères qui différencient ce délire des grandeurs du délire ambitieux paralytique, ils sont trop connus pour que nous ayons à les mentionner ici. Rappelons seulement que le paralytique affiche son délire, étale ses millions, tandis que les autres malades se montrent plus réservés ; les délirants persécutés en particulier ne parlent généralement de leurs idées ambitieuses que lorsqu'ils y sont invités plus ou moins directement.

Nous pouvons encore noter l'existence d'idées ambitieuses dans la manie, dans la folie circulaire, mais de même que les idées religieuses, les idées érotiques, etc., les idées ambitieuses sont tellement fugitives chez les vieillards maniaques, leur autonomie est si peu appréciable qu'elles ne méritent pas de description spéciale.

Toutefois nous avons voulu les rappeler aussi pour en arriver à cette question : il est des vieillards qui ne sont ni déments, ni alcooliques, ni maniaques, ni circulaires, il en est qui n'ont jamais été persécutés et qui présentent du délire ambitieux. Ces cas sont rares, puisque nous n'en avons pu trouver que deux observations, mais enfin ils existent. Sont-ce des mégalomanes essentiels ? En tout cas, l'hypothèse est admissible, et l'avenir seul pourra nous faire connaître où se trouve la vérité.

Observation XVIII. — *Délire des grandeurs.*

Ce malade remarquable a fait le sujet de la leçon magistrale de M. le professeur Ball « sur le délire ambitieux » Encéphale, 1885.

Nous empruntons son observation à la thèse du docteur Klein (1) :

(1) *Du délire des grandeurs.* D. Klein. Paris, 1888.

Le nommé Sw... Guillaume-Alexandre, 65 ans, graveur, est entré à la Clinique le 4 février 1885. Père mort à 64 ans, d'un accident. Mère morte à près de 100 ans, santé très robuste. Le père du malade avait 11 frères et 7 sœurs. Le malade a eu 5 frères et une sœur. Il ne veut pas entretenir de relations avec eux parce que, dit-il, ils ont trop d'enfants. Il a un fils naturel, bien portant.

Pas de troubles, ni d'affaissement intellectuel ; pas d'accidents alcooliques. Le malade raconte que le 31 décembre, son propriétaire s'est introduit chez lui à l'aide d'une fausse clef pour lui voler son invention (une embarcation nouvelle pouvant être mise en mouvement à l'aide d'un moteur très ingénieux et qui devait lui rapporter des millions). A la suite de cette circonstance il a rédigé une plainte qu'il porta au Procureur de la République. A quelques jours de là on vint le surprendre chez lui la nuit et on l'a conduit à Mazas. Il a été renvoyé d'une prévention de coups et outrages. Laissons la parole au malade :

Ma famille descend des princes régnants du Tyrol ; ils ont abandonné leurs titres parce qu'ils ne voulaient pas de la noblesse. Mon père était de son temps le plus grand métallurgiste connu. Il est l'inventeur véritable de l'analyse spectrale, que j'ai ressuscitée 30 ans plus tard, bien avant la publication de Bunsen et de Kirchshoff. J'avais 9 ans quand mon père est mort, à l'école primaire j'ai brillé comme une étoile. Sorti de l'école primaire, j'ai fréquenté l'école des Beaux-Arts, à Munich et à Stuttgard. J'étais né pour l'étude ; étant tout jeune j'ai lu le livre de Gall ; si je ne l'avais pas lu, j'aurais fait ce travail là. Un jour je suis entré dans un musée et je me suis mis à modeler une tête de Niobé, j'ai réussi du premier coup, quoique n'ayant jamais appris à modeler. Le professeur Wagner a dit devant moi à tout le monde : « voici un jeune homme qui a fait en un jour, ce que je ne ferais pas en un mois ». Tout ce que je sais, je l'ai appris par moi-même, par les lectures nombreuses et variées que j'ai faites un peu partout, en Allemagne, en Suisse et en France. Depuis 1842 j'ai commencé ma vie scientifique; je fais des cours, je publie des brochures ; mais tout cela ne me rapporte rien, et je suis obligé de vendre mes dessins pour vivre. Jusqu'à ces derniers temps je gagnais assez, je travaillais pour 300 bijoutiers et j'étais premier dessinateur du monde pour bijoux et modèles d'arts. Je faisais aussi de la peinture à l'huile, de la sculpture, des objets en nacre et en ivoire. En moyenne je gagnais de 300 à 400 fr. par jour, mais maintenant l'inspiration n'est plus aussi vive et la santé est moins bonne. J'ai préparé un grand travail qui sera mon testament artistique ; il y a là dedans 80 planches qui sont toutes des chefs-d'œuvre ; si j'arrive à les publier je pourrai vivre de mes rentes. »

Ce malade à quitté la Clinique le 18 août 1885, très calme et inoffensif, mais conservant toutes ses idées délirantes de grandeurs. Les quelques idées de persécution qu'il présentait à son entrée étaient en partie fondées ; dans la maison qu'il habitait il y avait des jeunes gens qui se permettaient à son égard des plaisanteries d'un goût douteux.

D'ailleurs ces idées de persécution étaient tout à fait accessoires et passagères et quoique n'ayant sur ses antécédents que les renseignements qu'il a fournis lui-même, nous croyons pouvoir affirmer que ce n'était pas un ancien persécuté arrivé à la période ambitieuse. Il faut ajouter qu'il y avait une part de vérité dans ce que disait le malade, il était en effet très habile dans l'exécution de certains petits travaux manuels.

Observation XIX (Calmeil). — *Délire ambitieux.*

M. E..., âgé de 61 ans, propriétaire, ancien marchand mercier, marié et père de trois enfants, n'a point de parents aliénés.

Pendant longtemps, il a joui d'une très bonne santé, mais il s'est adonné depuis quelques années à l'ivrognerie et a présenté des signes d'hypertrophie du cœur. Il se plaignait en même temps de chaleur à la tête et à la face, s'endormait à chaque instant, et paraissait menacé d'une apoplexie ; un flux hémorrhoïdal abondant, auquel il était sujet de longue date, contribuait pourtant à lui procurer, par intervalles, un certain soulagement.

Dans le cours de sa soixantième année, il a présenté, dans l'intelligence, quelques aberrations qui ont causé d'abord de l'inquiétude à sa famille ; mais ces aberrations, d'ailleurs très légères, se sont bientôt dissipées d'elles-mêmes. Au commencement de sa soixante et unième année, M E .. s'endort, et reste, pendant un certain temps, couché, la tête découverte à l'ardeur du soleil.

A la suite de cette imprudence, il se montre d'abord simplement irascible ; mais au bout d'un mois, il commence à divaguer, se prétendant frère du roi, assez riche pour acheter un palais, et tout à fait déplacé dans sa modeste habitation de campagne ; il affiche beaucoup de mécontentement lorsqu'on le contrarie sur ses prétentions : une saignée est pratiquée, et on le fait admettre dans une maison de santé.

En arrivant dans cet établissement, il conserve les dehors d'un homme tout à fait raisonnable ; la plupart de ses discours sont suivis et sensés ; il convient pourtant qu'il se croit frère de Charles X, qu'il a eu le désir d'acheter des châteaux et de se faire faire un habit à collet d'or.

Sa figure et surtout ses lèvres sont très injectées ; à part cela, il semble sain de corps et s'exprime sans difficulté.

Un parfait équilibre règne aussi dans tous ses mouvements.

A soixante ans et six mois, amélioration apparente dans les conditions intellectuelles ; M. E... déguise assez bien ses idées déraisonnables, pour faire croire à quelques-uns de ses amis qu'il a cessé d'être fou ; il est certain qu'il discute avec un grand sang-froid, et que la plupart de ses actions ne trahissent aucun dérangement dans les fonctions de la volonté. Lorsqu'on le pousse à bout, il finit pourtant par avoir recours à des expressions mordantes, et par laisser percer un excès d'orgueil.

En général, il affecte de s'isoler, d'éviter le commerce de ses semblables et de s'éloigner des infirmiers, comme s'il se trouvait humilié de ses rapports avec la classe des serviteurs.

A soixante ans et huit mois, irritation dans le caractère, accès de colère ou d'emportements fréquents, récriminations déplacées sur sa captivité, habitudes excentriques, répliques mordantes, agitation ou taciturnité ; parfois, refus absolu de parler. Dans d'autres moments, il parle avec feu ; alors son visage prend une teinte cramoisie, et il s'exprime en bredouillant ; on soupçonne qu'il a des idées de suicide.

Deux mois après, dérangement dans les fonctions digestives et dans les fonctions de la circulation. La langue est rouge, la peau chaude, la respiration parfois courte ; souvent les selles deviennent trop abondantes et trop liquides ; les jambes sont enflées le soir, les lèvres ont un aspect bleuâtre.

Un jour, vers la fin de sa soixante et unième année, il perd tout à coup connaissance, et reste immobile et étendu sur le dos.

La salive s'échappe en filant de ses lèvres, sa figure est comme tuméfiée par l'accumulation du sang, ses conjonctives sont fortement injectées : irrégularité du pouls, embarras croissant de la respiration, déglutition impossible. On entoure les membres de sinapismes, sans concevoir l'espoir de le soustraire à une mort prochaine. Il continue à vivre dans le coma pendant près d'une heure et expire ensuite sans avoir fait aucun effort pour parler ou pour agir.

A l'autopsie, on trouva une congestion très intense du cerveau, et un épanchement séreux assez considérable. La pie-mère était très infiltrée de sérosité, mais *sa face interne n'avait point contracté d'adhérences avec la surface des hémisphères cérébraux.*

CHAPITRE VII

Délire alcoolique.

De toutes les folies liées aux intoxications, la plus fréquente est sans contredit la folie alcoolique. C'est surtout vers l'âge moyen de la vie que l'alcoolisme exerce ses ravages, mais le vieillard ne laisse pas que de payer son tribut à cette affection. On conçoit sans peine que l'ensemble des désordres dû à l'empoisonnement par les liqueurs alcooliques puisse s'observer chez l'homme dont les progrès de l'âge ont déjà affaibli la résistance organique.

L'abus des boissons fortes et les troubles psychiques qui en sont souvent la conséquence ont été l'objet d'une foule de travaux. Nombre d'auteurs, dans ces derniers temps, et en particulier M. Magnan, ont fait de ce sujet une étude approfondie.

Nous serons donc très bref et notre tâche se réduira à rappeler en quelques mots quelle est la nature de ces troubles psychiques en nous souvenant que nous les examinons chez des vieillards.

Laissant de côté l'ivresse dans laquelle la perte de la raison est incomplète et momentanée, nous passerons rapidement en revue la folie alcoolique aiguë, la folie alcoolique chronique et son terme habituel la démence.

Sans vouloir établir ici la différence qui existe entre l'alcoolisme et la dipsomanie, il faut encore s'entendre sur la valeur de ce mot alcoolisme et à savoir à quelle catégorie de malades nous nous adressons.

« Toutes les fois, disait Esquirol, que le délire ou la folie sont précédés d'abus de boissons fermentées et surtout d'ivresse, on est disposé à accuser cet abus d'être la cause primitive des désordres cérébraux et cependant, dans quelques cas, cet abus n'est que le premier symptôme et quelquefois le symptôme caractéristique d'une monomanie commençante. Tantôt, au début de l'aliénation mentale, l'estomac est dans un état particulier qui jette le malade dans un affaiblissement physique excessivement pénible, l'estomac alors appète les boissons fortes; c'est un appétit désordonné, c'est le pica. Tantôt, dès l'invasion de la folie, le moral est affaissé, le malade est sans énergie, incapable de penser et d'agir, il est accablé d'ennui et de morosité, il boit d'abord pour s'exciter, pour se distraire et bientôt il s'enivre. Dans les deux cas le besoin de boire est instinctif, impérieux, irrésistible, le malade se précipite sur toute sorte de boissons fortes ; il s'irrite et devient dangereux s'il ne peut se contenter. »

Cet état n'est pas la folie alcoolique, et si celle-ci peut en être le résultat, il y a lieu cependant de ne pas les confondre.

L'alcoolisme est l'ensemble des désordres que produit l'empoisonnement par les liqueurs alcooliques ; et pour n'examiner que les désordres cérébraux, disons de suite que ceux-ci peuvent présenter une intensité différente, selon que l'abus a duré plus ou moins longtemps ou selon que les malades sont prédisposés de par leur hérédité ou leur état de débilitation aux affections cérébrales ou vésaniques.

Le vieillard, le sénile, nous l'avons dit est un prédisposé ; on pourra donc rencontrer chez lui tous les degrés de la folie alcoolique jusqu'à la démence dont l'apparition sera ordinairement hâtée, étant donné l'âge du malade.

Le plus souvent on aura affaire à un accès subaigu traversant comme un épisode passager le cours de l'empoisonnement chronique.

Cet accès débute en général par une période d'insomnie et comme l'a dit Lasègue, avant de délirer l'alcoolique commence toujours par mal dormir. Son délire n'est qu'un rêve éveillé ou de jour faisant suite au rêve endormi ou de nuit.

Alors survient un phénomène sur lequel tous les auteurs ont insisté et avec raison car il est absolument caractéristique, c'est l'hallucination. Les hallucinations visuelles revêtent ordinairement le caractère terrifiant et consistent surtout en visions d'animaux ou en figures à l'aspect repoussant.

« L'alcoolisé dit M. Christian (art. Hallucination. *Dict. encyclopédique*), croit voir des légions d'animaux fantastiques, de rats, de souris, de petits chevaux, d'araignées, de chats, qui sortent des murs, du plancher, du lit et se dirigent sur lui.

Au lieu de figures d'animaux, ce sont quelquefois des personnes, des individus grimaçants, des spectres de gens morts depuis longtemps, des hommes armés ou menaçants..., etc. ou biendes précipicesqui s'entr'ouvrent, des flammes qui veulent le dévorer. »

Lasègue avait même dit que les hallucinations de la vue étaient les seules qu'on puisse rencontrer au cours d'un accès de folie alcoolique, car en pareil cas le délire n'est qu'un rêve.

« L'opinion de ce savant maitre, dit encore M. Christian, est tropexclusive, les alcoolisés entendent des bruits, des détonations, des sifflements, quelquefois des injures et des menaces ; rarement des phrases entières. Chez eux également on observe des hallucinations des autres sens et principalement de la sensibilité générale : témoin cet alooolisé qui sentait un chat grimper le long de ses cuisses et enfoncer ses griffes dans sa chair. Mais ce sont incontestablement les hallucinations de la vue qui prédominent. Elles ont aussi le caractère d'être extrêmement mobiles. »

Il existe assez souvent unehyperesthésie cutanée superficielle, qui fait croire aux malades qu'ils sont couverts de poux ou d'insectes qui courent sur leur corps.

Quelquefois les crampes, les soubresauts musculaires, les tremblements des mains, des lèvres et de la langue et les convulsions traduisent les altérations de la myotilité.

On a remarqué que le délire de la folie alcoolique subaiguë présente souvent le caractère mélancolique.

Quant à la forme aiguë (delirium tremens) on la rencontre rarement chez le vieillard. Celle-ci éclate généralement indépendamment de tout excès actuel, chez ceux qu'ont influencés une émotion morale violente, l'explosion d'une maladie aiguë (érysipèle, variole, pneumonie), un traumatisme, en un mot toutes les causes qui jettent brusquement un grand trouble dans les fonctions de l'organisme.

La température peut s'élever jusqu'à 40, 41 degrés, les sueurs profuses sont abondantes ; il y a des soubresauts des tendons, des convulsions, de l'adynamie, etc.

Cet état se termine habituellement par la mort ; quelquefois le malade exécute brusquement une tentative de suicide.

Dans la forme chronique les troubles physiques sont tellement connus qu'il nous suffira de les énumérer. Ce sont le tremblement des mains, lèvres, langue, les fourmillements, les crampes, les contractures, les vomiturilions matinales; la démarche est vacillante. Les pupilles sont dilatées et moins sensibles à la lumière qu'à l'état normal. L'insomnie est presque la règle et les hallucinations nocturnes sont fréquentes.

L'état mental nous intéresse davantage, le vieillard alcoolique est un déchu tant au point de vue intellectuel qu'au point de vue moral. Il n'a plus en toutes choses qu'une volonté flottante et débile, une mémoire qui diminue progressivement. Ses sentiments et ses affections s'éteignent peu à peu. Souvent on observe chez lui des idées hypocondriaques ; il se préoccupe de sa santé, analyse son état de souffrance. Il devient sombre, soupçonneux et se trouve ainsi conduit aux idées d'empoisonnement, au refus d'aliments, à la panophobie, à la sensiblerie et à une certaine attitude gémisseuse spéciale.

Cet état ressemble par plus d'un côté à la démence, aussi est-ce chez le vieillard qu'il mérite surtout ce nom de démence alcoolique qu'on lui a quelquefois donné.

A la période terminale ces malades deviennent gâteux et finissent dans le marasme, emportés le plus souvent par une attaque apoplectiforme.

Observation XX. — *Délire alcoolique.*

M. Tel... Fortuné-Prosper, né le 6 octobre 1814, officier supérieur en retraite. Entré le 18 mai 1887. Pas de renseignements sur ses antécédents héréditaires, c'est un enfant naturel.

Certificat immédiat : Est atteint de manie alcoolique, loquace, turbulent, toujours en mouvement.

Tel., faisait depuis très longtemps un usage immodéré de liqueurs spiritueuses. Buvait beaucoup d'absinthe. Sorti des rangs il avait conquis un grade élevé dans l'armée et en 1870, il commandait un poste important dans les environs de Paris ; il fut relevé de ses fonctions pour *ivrognerie habituelle.*

Son niveau intellectuel était toujours resté à peu près satisfaisant jusqu'en 1887 époque à laquelle on observe chez lui quelques idées de persécution. Il se plaint surtout d'un certain général R.., qui est cause de tous ses malheurs.

Au mois de mai il s'excite, parle beaucoup, devient violent, on se décide à l'interner. Pendant quelques jours son délire et ses actes nous donnent le tableau d'un véritable accès de folie alcoolique (*a potu nimio*) survenant dans le cours d'une intoxication chronique. Il déclare qu'il lui faut manger toutes les deux heures, que sa tête n'est pas malade, que le médecin s'est trompé, le tout avec une volubilité caractéristique. Il raconte ses campagnes, prétend qu'il a été mis cinq fois à l'ordre du jour dans l'année, qu'il a pris un drapeau à l'ennemi : tout le monde connait ce dont il est capable, ses hauts faits ne se comptent plus, etc.

Troubles de la sensibilité générale. Tremblement des mains et de la langue. Insomnie.

Tel., est un homme de haute taille, assez maigre mais vigoureux malgré ses excès.

Quinze jours après environ, il se calme presque subitement, il a conscience de la période d'excitation qu'il vient de traverser et l'amélioration fait de tels progrès qu'il sort guéri de son accès le 26 juin.

Voilà chez un vieillard un accès subaigu de folie alcoolique en tout point semblable à ceux que l'on rencontre chez les alcooliques de l'âge moyen de la vie, et dont la durée a été aussi courte qu'elle l'est habituellement. Les faits de ce genre ne sont pas aussi rares qu'on pourrait le penser, car les malades ne sont pas tous soumis à notre observation pour cette raison qu'ils ne sont pas tous internés. En effet au bout de cinq à six jours quand l'alcoolique cesse de boire, il présente une amélioration notable. Peu à peu son rêve cesse, la réalité lui apparait de nouveau, et comme le font remarquer la plupart des auteurs : le retour au sommeil marque la terminaison de l'accès de même que l'insomnie en avait marqué le début.

CHAPITRE VIII

Paralysie générale.

On sait, écrivait Morel, que le nombre des aliénés paralysés est infiniment plus considérable chez les hommes que chez les femmes, et que la paralysie générale est infiniment rare avant la vingt-deuxième année.

D'après Calmeil, elle augmente rapidement de fréquence depuis vingt-sept jusqu'à trente-cinq, continue a être très commune de trente-cinq à cinquante-cinq ans et va ensuite en diminuant de fréquence jusqu'à soixante-cinq.

Marcé, sur 300 cas de paralysie générale qu'il a lui-même recueillis dans son service de Bicêtre, en trouve 3 de 61 à 65 et 4 de 66 à 70 ans.

Bayle déclare que la proportion des paralytiques généraux qu'il a observés diminue de moitié de 60 à 65 ans ; au delà de cet âge on n'en rencontre que d'une façon tout exceptionnelle.

Nous pourrions encore citer un certain nombre de témoignages et tous viendraient à l'appui de cette assertion.

La paralysie générale débute rarement après 60 ans.

Pour si rare qu'elle soit, elle existe cependant et mérite d'être étudiée ; aussi en avons-nous rapporté un certain nombre d'observations qui nous paraissent concluantes.

Est-il nécessaire de faire une histoire spéciale de cette affection chez le vieillard ? Nous ne le pensons pas. Elle ne diffère chez celui-ci ni par les symptômes ni dans son évolution. Peut-être le délire ambitieux caractéristique est-il moins brillant, moins énorme ? Peut-être la marche est-elle un peu plus rapide. Mais sur ce point encore il n'est pas permis de se prononcer, parce que d'une part les faits sont trop peu nombreux pour en tirer des conclusions et d'autre part parmi ceux que nous avons observés, il en est d'absolument analogues à ceux que l'on rencontre à un âge moins avancé.

Rappelons en quelques mots ce qu'est cette affection.

La paralysie générale est une affection cérébrale, quelquefois cérébro-spinale (méningo-myélo encéphalite chronique interstitielle diffuse) essentiellement caractérisée par des symptômes progressifs de démence et de paralysie auxquels viennent fréquemment s'associer des symptômes accessoires divers, et notamment une folie de forme maniaque ou mélancolique (folie paralytique).

Telle est la définition de M. Regis dans son manuel, qui nous semble excessive au moins quant à la paralysie proprement dite ; car, fort souvent, celle-ci fait complètement défaut et il nous a été donné d'observer un grand nombre de paralytiques généraux qui ont conservé jusqu'à la fin une vigueur musculaire remarquable.

MM. Christian et Ritti dans l'article Paralysie générale du *Dictionnaire encyclopédique*, après toutes les définitions qui ont été données pensent qu'il est préférable de tracer en quelques lignes un tableau succinct de la maladie telle qu'elle se présente le plus généralement. Nous ne saurions mieux faire que de les suivre dans cette description :

« La paralysie générale est une maladie à évolution progressive ; elle présente une période prodromique d'une durée variable, caractérisée principalement par un léger affaiblissement de l'intelligence, des modifications du caractère, l'altération de l'humeur, la perversion des facultés morales et affectives ; quelquefois déjà par un léger embarras de la parole et de l'incertitude des mouvements. La maladie se déclare d'ordinaire par un ictus apoplectiforme ou par un accès de manie, d'une violence extraordinaire avec délire ambitieux, diffus et incohérent, désordres dans les actes, accès de fureur, etc. A ce moment l'embarras de la parole et l'incertitude des mouvements sont plus accentués; on constate en outre de l'inégalité des pupilles. Le calme reparaît après un temps variable, mais les symptômes de la démence accompagnés d'idées de grandeur et de richesses, persistent et s'aggravent, les troubles de la motilité s'accentuent de plus en plus. Les attaques épileptiformes et apoplectiformes sont alors fréquentes et souvent emportent le malade. S'il survit, la déchéance intellectuelle et physique devient de plus en plus prononcée, le marasme arrive avec toutes ses conséquences et le paralytique succombe au dernier degré de l'émaciation. »

Le vieillard paralytique peut présenter tous ces degrés; chez lui la maladie s'établit avec la même lenteur à moins que son début n'ait coïncidé avec un ictus congestif ; l'un de nos malades âgé de 67 ans présentait déjà depuis plusieurs années des troubles cérébraux. Ordinairement les premières modifications portent plutôt sur le moral que sur l'intelligence, les affections et les sentiments s'altèrent, plus tard surviennent le délire ambitieux ou des conceptions hypocondriaques.

La mémoire est généralement diminuée ; ces malades attachent une importance extraordinaire à des puérilités et à des niaiseries, tandis que pour des choses importantes de la vie ils manifestent la plus complète indifférence, ils n'ont plus ni politesse ni bienséance, ils négligent leur tenue, montrent une tendance plus ou moins marquée à l'alcoolisme, à l'érotisme cynique, aux actes délictueux, surtout aux vols absurdes et sans but. Les troubles physiques portant sur la motricité, la sensibilité, les fonctions organiques sont identiques à ceux que l'on observe à un âge moins avancé.

Remarquons toutefois que ces malades ne présentent généralement pas l'apparence pléthorique assez commune chez les autres paralytiques généraux, ils sont maigres et chétifs et souvent on entend à la base du cœur un bruit de souffle d'origine aortique.

M. Paul Voisin assigne même une place spéciale dans la pathologie mentale à la paralysie générale sénile : Cette forme, dit-il, n'a jamais été décrite que par nous ; elle existe avec sa symptomatologie spéciale, elle est en rapport avec des lésions déterminées et il est possible de la diagnostiquer du vivant du malade. Son pronostic est excessivement grave, elle a une évolution rapide, deux ans au maximum. Les troubles intellectuels sont absolument les mêmes que ceux de la paralysie générale classique. Ainsi on observe des idées de satisfaction, de richesse et de grandeur empreints d'un caractère manifeste de débilité intellectuelle, de l'incohérence dès le début, mais surtout lorsque la maladie date déjà de quelque temps. La parole est principalement ânonnée, les troubles somatiques moins accentués que ceux de la paralysie générale classique. Le tremblement des mains, les frémissements vermiculaires de la langue et des lèvres n'ont pas de caractères spéciaux.

A l'autopsie, les adhérences entre la pie-mère et la substance corticale sont peu nombreuses, mais la lésion principale est l'athérome de tout le système artériel.

Aussi, n'est-elle pas justiciable d'un traitement antiphlogistique, qui ne ferait que précipiter sa marche. Il n'y a pas les exacerbations de température de la paralysie générale ordinaire, mais les flexuosités et la dilatation des artères de la rétine y sont plus fréquentes que dans l'autre.

Ainsi donc la paralysie générale peut être observée chez les vieillards et nous a paru à ce titre mériter une mention spéciale.

Observation XXI. — *Paralysie générale.*

Le nommé D... Édouard, marié, âgé de 67 ans, ancien avocat, entre à l'asile de Villejuif, le 25 octobre 1887. Antécédents héréditaires. Père suicidé par arme à feu.

Mère morte à 75 ans dans une maison de santé où elle était entrée pour : « désordre des actes, affaiblissement intellectuel évident ». Elle est morte d'accidents apoplectiformes. Un frère mort aliéné à l'asile de Clermont. Deux sœurs disparues. Un fils artiste dramatique présentant les stigmates psychiques de la débilité mentale.

Antécédents personnels. D... intelligent, imaginatif, a eu une jeunesse dissipée et romanesque. Marié assez jeune à une femme beaucoup plus riche que lui, mais très positive et acariâtre, il ne peut vivre en bonne intelligence avec elle. Il a des maîtresses et dissipe la dot de sa femme. Une séparation devient nécessaire. D... avait alors 49 ans. A dater de cette époque, il se livre à toute sorte d'excès.

Il est difficile de savoir à quel moment précis ont débuté les troubles intellectuels.

Ils deviennent brusquement évidents en septembre 1887; D... quitte un jour sans prévenir personne, le domicile qu'il occupait à Paris avec son fils, se rend à Dammartin, mande son fils par dépêche, et, sans attendre son arrivée, retourne à Paris. Arrêté sur la voie publique, où il faisait du scandale il est dirigé sur un asile.

Tremblement des muscles de la face, de la langue; tressaillements fibrillaires des lèvres. Embarras et accrocs dans la parole. Inégalité pupillaire, affaiblissement musculaire. Délire ambitieux et absurbe, incohérence, émotivité morbide; le tableau est complet.

Il est colonel de cuirassiers, de dragons « de ce que vous voudrez ». Il prend les infirmiers pour des soldats de son escadron. Il est très riche : 75000 francs, à dépenser par jour; le général B .. va venir le chercher avec toute l'armée, il y aura une révolution, puis on le nommera lui-même général et président de la république, etc.

La mémoire est très amoindrie : D... croit être dans les hopitaux depuis plusieurs mois, alors qu'il y est entré depuis 10 jours à peine. Quand on lui demande quel est le nom de son bâtonnier, il nomme Falateuf, Berryer..., etc.

Les forces déclinent rapidement, l'état général devient mauvais. D... s'alimente avec difficulté, il gâte et maigrit. Cependant les idées délirantes persistent. Même incohérence, mêmes idées ambitieuses absurdes. Eschare au sacrum.

Le malade meurt le 25 novembre, juste un mois après son entrée à l'asile.

Autopsie. — L'arachnoïde et la pie-mère sont très épaisses, opalescentes, surtout au niveau des lobes frontaux. Artères très légèrement athéromateuses. La pie-mère incisée laisse écouler une grande quantité de liquide. En aucun point elle n'adhère à la substance cérébrale.

La couche corticale est ramollie et congestionnée dans la région frontale. La substance blanche présente un pointillé hémorrhagique.

Œdème ventriculaire très marqué, épaississement de l'épendyme, mais sans granulations.

Mêmes lésions sur le cervelet.

L'autopsie ne nous a pas révélé ici les lésions considérées par beaucoup d'auteurs comme pathognomoniques de la paralysie générale, c'est-à-dire les adhérences des méninges à la substance cérébrale. Mais d'une part le tableau clinique impose le diagnostic, d'autre part, nous avons trouvé les altérations qui avaient attiré le plus l'attention des premiers observateurs : Méningite chronique et ramollissement de la substance grise.

Nous avons trouvé, en outre, un œdème considérable : à l'incision de la pie-mère, comme nous l'avons dit plus haut, il s'est écoulé une grande quantité de liquide. Or, cette circonstance est parfaitement capable d'expliquer l'absence d'adhérences.

Dès le début de ses savantes recherches sur la paralysie générale. M. Magnan avait indiqué cette particularité. Nous la retrouvons dans l'excellent article de M. Foville. « Il s'est produit, dans ces cas, dit l'auteur, par suite de l'état chronique de démence, un retrait marqué des circonvolutions et une production considérable de liquide céphalo-rachidien compensateur. Les adhérences ont pu exister, mais elle ont longtemps macéré dans la sérosité, les tissus s'en sont imbibés; entre la membrane et la couche corticale, il s'est fait une sorte de travail d'hydrotomie qui a détaché les surfaces précédemment unies... etc. ».

La plupart des renseignements qui concernent le malade dont nous venons de rapporter l'observation sont dus à l'obligeance de notre excellent ami le Dr Arnaud avec qui nous avons pu l'examiner dans le service de M. le Dr Vallon.

Observation XXII (Rey. *Annales*, 1882). — *Paralysie générale.*

Pagé Jean, âgé de 72 ans, ancien représentant de commerce, entre à l'asile de Ville-Évrard le 17 avril 1882. Ce malade est très faible, gâteux et de plus porteur d'ulcères variqueux, il a dû s'aliter, il ignore le mois, l'année, hésite sur son âge, ne sait pas où il est et se trouve du reste très heureux. Il possède des domaines considérables, 120,000 francs de rentes. Nous notons de l'embarras de la parole, du tremblement de la langue qui est légèrement déviée à gauche. La pupille droite est un peu plus large.

Voici les seuls renseignements qu'il nous a été possible d'obtenir sur les antécédents du malade. Ils émanent d'une personne de la famille. Pagé est atteint de sa maladie actuelle depuis la fin de juin 1880. Mais le 2 novembre 1874 il eut une attaque suivie de paralysie incomplète du côté gauche avec embarras de la parole. En janvier 1875 ces accidents avaient disparu.

Une seule attaque en décembre 1877, fut suivie des mêmes accidents passagers.

Enfin une troisième attaque eut lieu en juin 1881. Celle-ci fut accompagnée d'agitation et de troubles intellectuels que nous rencontrons. Le 9 mai 1882 le malade a de la fièvre, de la diarrhée, il s'affaiblit rapidement et meurt le 13 du même mois.

A l'autopsie pratiquée 36 heures après la mort nous trouvons les méninges cérébrales épaissies et opaques avec des traînées et des plaques nacrées, plus étendues sur les lobes frontaux, et le long de la scissure inter hémisphérique. Il n'existe pas de suffusions sanguines, mais la pie-mère est vivement injectée. Des adhérences avec la couche corticale existent plus ou moins étendues sur les circonvolutions frontales et sur les lobes sphénoïdaux, avec ramollissement profond de la substance grise et induration notable de la substance blanche. Liquide abondant dans les ventricules, granulations épendymaires nombreuses et très développées.

Ici, la netteté des lésions constatées à l'autopsie supplée en quelque sorte aux lacunes que présente l'histoire du malade et ce cas de paralysie générale peut-être rangé au nombre de ceux très rares, il est vrai, mais non douteux que l'on peut observer chez les vieillards.

Observation XXIII (Baillarger. *Annales*, 1879). — *Paralysie générale.*

La nommée T..., âgée de 66 ans, a été conduite à la Salpêtrière, sans qu'on ait pu avoir sur elle aucun renseignement. A son entrée, cette femme se plaignait d'étourdissement et accusait des douleurs dans les jambes. En même temps on constatait chez elle un affaiblissement très notable de l'intelligence sans conceptions délirantes. Elle n'avait pas de gêne appréciable de la prononciation. Réponses lentes et incohérentes, jambes faibles, paralysie des sphincters, excrétion involontaire de l'urine et des matières fécales.

Six mois plus tard, un peu d'embarras de la prononciation,

tremblement très marqué des lèvres et des membres supérieurs La malade ne peut porter les mains à sa tête qu'après une série d'oscillations saccadées, on ne constate pas du reste d'affaiblissement plus marqué dans un des côtés du corps.

Un an après, érysipèle de la face qui se termine sans incident remarquable. Peu de temps après il survient de l'œdème qui d'abord formé aux jambes s'est peu à peu étendu aux mains et aux bras.

Les jambes sont presque tout à fait paralysées. Affaiblissement général, amaigrissement, la malade ne peut plus quitter le lit. Large eschare au sacrum. Il survient de la contracture dans les membres inférieurs, et en même temps on constate la prédominance de la paralysie du côté gauche. La malade succombe dans le marasme.

Autopsie. — Arachnoïde légèrement opaque le long des vaisseaux. On ne trouve d'adhérences des méninges avec la couche corticale qu'en deux points à la partie moyenne et supérieure de l'hémisphère droit. Pas d'atrophie sensible des circonvolutions. Dilatation énorme des artères qui composent l'hexagone cérébral. Les ventricules latéraux sont dilatés et leurs parois sont criblées de petites granulations qui donnent au toucher la sensation de langue de chat. Deux foyers hémorrhagiques anciens dans chacun des corps striés. Dans le quatrième ventricule, au niveau du calamus, il y a une énorme quantité de granulations semblables à celles qu'on a trouvées dans les ventricules latéraux. Moelle et méninges saines.

Le cœur est hypertrophié, la crosse de l'aorte dilatée et athéromateuse. Les carotides primitives offrent d'espace en espace des renflements anévrysmatiques.

On remarquera sans doute qu'un certain nombre des symptômes observés chez cette malade offrent beaucoup de ressemblance avec ceux de la démence sénile, mais l'autopsie vient lever les doutes qui pourraient subsister sur le terrain clinique, et, comme le dit M. Baillarger lui-même dont l'autorité en pareille matière ne saurait être contestée, les adhérences et les granulations sont une preuve irrévocable en faveur de la paralysie générale.

CHAPITRE IX

Du Suicide.

Tous les auteurs qui ont écrit sur l'aliénation mentale ont parlé du suicide. Bien des causes peuvent faire naître le sentiment du dégoût de la vie ; il n'en est pas de plus puissante que la mélancolie lorsque celle-ci est développée et caractérisée par ses symptômes habituels. Or, la mélancolie est peut-être de toutes les vésanies celle qui atteint le plus souvent le vieillard, il faut donc s'attendre à ce que celui-ci, sous l'influence de son délire puisse se résoudre à quitter une vie qui pour lui n'est qu'une source continuelle de souffrances morales.

Sans avoir la prétention de traiter cette question du suicide chez les vieillards où les développements nécessaires nous feraient sortir des limites que nous nous nous sommes tracées, nous nous arrêterons à l'examen d'un certain nombre de points particuliers qui nous paraissent avoir quelque importance dans le sujet qui nous occupe.

Et d'abord dans quelles proportions le suicide s'observe-t-il chez les vieillards ?

La jeunesse qui, d'après Morel semblerait plus prédisposée au suicide en raison de l'effervescence des passions trouve néanmoins un préservatif dans l'espérance qui l'anime et dans les illusions qui lui font toujours entrevoir un avenir meilleur. Sur 10,000 suicidés, 3,000 environ étaient âgés de plus de soixante ans. Les vieillards entrent donc pour une part notable dans cette statistique.

Une des statistiques les plus intéressantes est celle de Legoyt. Cet auteur a dit, et, malheureusement avec raison, que la France était un des pays où on se tue le plus et où la population s'accroit le moins. En cherchant pour un million d'habitants de chaque sexe et de chaque âge Legoyt trouve les rapports ci-après :

	de 16 ans	de 16 à 21	de 21 à 30	de 31 à 40	de 41 à 50
Hommes........	0.48	7.47	15.30	23.20	39.99
Femmes.........	0.18	3.90	4.56	5.80	8.34

	de 51 à 60	de 61 à 70	de 71 à 80	de 80 et au-dessus.
Hommes........	47.35	58.97	70.50	56.48
Femmes.........	11.09	12.80	16.70	16.80

Garrisson fait également remarquer que pour les deux sexes la tendance au suicide s'accentue avec l'âge et rapprochant les chiffres de la statistique de ceux du recensement il trouve, pour 100,000 habitants, 47 suicides de quarante à soixante et 75 de soixante à soixante et dix ans.

On voit que contrairement à l'opinion généralement accréditée, le suicide s'accroît avec l'âge. L'accroissement s'arrête pour l'homme de 71 à 80 ans ; il continue pour la femme jusqu'à la limite de la vie. Pour les deux sexes, il ne subit aucune interruption.

Ainsi donc la règle, d'après laquelle le vieillard à mesure qu'il avance vers le tombeau se rattache davantage à l'existence, souffre de nombreuses exceptions et le suicide reparaît d'autant plus (Foville) que le vieillard veut continuer à vivre avec les passions, les désirs, les habitudes d'un autre âge.

Le suicide est-il toujours un acte pathologique ? Ici, toutes les opinions ont été soutenues à commencer par Esquirol (*loc. cit.*) : « Je crois avoir démontré, dit celui-ci, que l'homme n'attente à ses jours que lorsqu'il est dans le délire ». M. Bourdin (*Bulletin de la Société médico-pratique* de Paris 1845) a cherché à démontrer que le suicide est toujours une monomanie.

Brierre de Boismont s'est élevé contre la doctrine qui tend à considérer toujours le suicide comme un phénomène morbide, et, se fondant sur un recueil intéressant des dernières lettres d'un très grand nombre de suicidés, il fait remarquer qu'elles sont ordinairement écrites avec une grande clarté et beaucoup de sang-froid.

Legrand du Saulle envisageant cette question au point de vue de la validité des testaments s'exprime en ces termes : « C'est une erreur scientifique et une opinion dangereuse que de considérer le suicide comme un symptôme constant de folie; l'homme franchement matérialiste, ennuyé de la vie, n'est-il pas conséquent avec ses principes lorsqu'il met fin à ses jours. » Pour lui Brutus, Caton, Curtius, Codrus, Aristodème n'étaient point des fous. Socrate, Régulus, Epaminondas ont accompli des genres de suicide qui ne peuvent ni se comparer ni se confondre avec ceux qu'on observe si fréquemment dans les maisons de santé.

Où est la vérité et que devons-nous conclure ? Le vieillard qui attente à ses jours est-il par cela même un aliéné ? Nous n'hésitons pas à répondre par la négative.

L'histoire pathologique et étiologique de suicide, n'appartient pas tout entière à la médecine mentale (Griesinger).

Le meurtre de soi-même n'implique pas l'absence de liberté morale; celui qui s'est donné la mort peut avoir agi avec la plénitude de sa raison. C'est là un fait incontestable et les exemples abondent où tel individu n'a pu survivre à son déshonneur, n'a pu tolérer l'idée d'une vie misérable et a préféré chercher dans la mort l'oubli de tous ses maux.

Que de testaments portant l'empreinte du sang-froid, d'une volonté sérieuse et d'une grande lucidité d'esprit ont été écrits par des malheureux quelques instants avant l'exécution de leur fatal projet ! Dans bien des cas les jurisconsultes adoptant cette manière de voir ont repoussé des demandes en nullité de testaments qui n'avaient d'autre base que le suicide du donateur.

Ceci établi, nous reconnaissons volontiers que le penchant au suicide s'observe le plus souvent dans ces états de dépression mentale que nous avons représentés comme si fréquents chez les vieillards, à savoir l'hypocondrie, la mélancolie. Et cela se conçoit d'autant mieux que l'homme avancé en âge réagit moins contre les états de douleur mentale.

Son moi est plus faible et la pensée du suicide, soit spontanée, soit communiquée, ne trouve dans son esprit aucun penchant contraire capable de la contre-balancer.

Chez l'un le dégoût de la vie n'a d'autre motif que l'abus, la satiété des jouissances sensuelles, chez l'autre, ces jouissances ne se sont jamais fait sentir, elles n'ont jamais existé, tout a été pour eux ennui, répugnance, absence, plus ou moins absolue, des facultés affectives, en un mot rien ne les attache à la vie.

Quand leur esprit est entièrement dominé par ces perversions des sentiments, ils se montrent anxieux, tourmentés; la vie n'est qu'une charge pour eux, d'autant plus, comme nous l'avons déjà dit, que l'instinct de conservation est dans la plupart de ces cas émoussé et sans réaction.

Ce sont-là, à n'en pas douter des manifestations pathologiques, dont le suicide est souvent le terme ; nous avons alors des malades incapables d'aucun effort sérieux, et qui obéissent passivement à une impulsion.

Différentes formes d'aliénation mentale peuvent entraîner le vieillard au suicide. On a distingué un suicide maniaque, avec agitation, hallucinations, et idées délirantes, un suicide lypémaniaque avec affaissement et tristesse maladive dus à des motifs imaginaires, un suicide anxieux, un suicide automatique, et un suicide épidémique. Comme exemple de ce dernier, on se rappelle que sous le gouverneur Serrurier, un invalide s'étant pendu à une porte, douze invalides se pendaient à la même porte dans l'espace d'une quinzaine de jours. On en vint, dit Marc, à faire murer la porte, et celle-ci disparue, personne ne se pendit plus. « Etrange passion que celle du suicide, s'écriait Prosper Lucas, elle est contagieuse, elle est même épidémique, elle est une des plus esclaves de la loi d'imitation ! ».

Si cette tendance au meurtre de soi-même existe à des degrés divers dans un certain nombre de psychopathies, elle se rencontre à peu près constamment dans la mélancolie aiguë; mais cette inertie, cette indécision qui caractérisent le vieillard mélancolique se retrouvent jusque dans l'exécution de son projet. Aussi ses tentatives sont elles le plus souvent incomplètes, ridicules. Nous disons le plus souvent, car par exception et nous en donnerons plus loin une observation, on a vu des vieillards capables d'un effort sérieux pour quitter la vie, déployer dans ces circonstances une énergie extraordinaire.

Quant au mode d'exécution adopté par les vieillards qui ont la volonté de se détruire, on peut dire d'une façon générale que les suicides par armes à feu et par instruments tranchants sont extrêmement rares. Dans l'ordre de fréquence on observe surtout le suicide par pendaison, le suicide par submersion et le suicide par asphyxie.

Ici, nous négligeons, bien entendu, ces tentatives puériles qui consistent à s'enfoncer des épingles dans la peau à avaler un corps étranger inoffensif, à s'entourer le cou d'un mouchoir peu serré, tentatives qui pour la plupart ont avorté et étaient par elles-mêmes les preuves évidentes d'un affaissement intellectuel chez leurs auteurs.

Observation XXIII. — *Suicide.*

Dans une des dernières séances de l'Académie de médecine, M. Laugier rapportait l'observation du suicide d'une aliénée de 63 ans qui fut trouvée morte dans sa chambre sans qu'aucune trace d'effraction ou de lutte indiquât l'intervention d'un meurtrier.

Les blessures auxquelles cette femme avait succombé étaient en si grand nombre et de telle nature qu'il avait semblé tout d'abord impossible qu'elle en fût l'auteur. L'autopsie démontra au contraire, de la façon la plus manifeste qu'il y avait eu non pas assassinat mais suicide. On constata sur le cadavre, indépendamment de 12 coupures involontaires de la paume de la main droite, 142 plaies par instrument aigu et tranchant. 136 n'étaient que des incisions plus ou moins profondes des parties molles extérieures ; mais les 6 autres, siégeant au cou ou dans la région péri-ombilicale, étaient toutes fatalement mortelles,

Il est difficile, dit M. Laugier, de trouver un exemple plus saisissant de fureur raisonnée et destructive en même temps que d'insensibilité à la douleur physique chez une aliénée.

CHAPITRE X

Des Testaments.

Les considérations médico-légales relatives à la question des testaments ont été admirablement exposées par Legrand du Saulle.

Nous nous bornerons à examiner quelles sont chez les vieillards les applications qu'on peut en faire et nous en déduirons un certain nombre de conclusions.

L'article 64 du Code pénal porte : « *Il n'y a ni crime ni délit lorsque le prévenu était en état de démence au temps de l'action ou lorsqu'il y a été contraint par une force à laquelle il n'a pu résister* ».

On voit que dans cette importante disposition pénale, l'expression démence est prise dans le sens le plus général. « La loi pénale, disent MM. Chauveau Adolphe et Faustin Hélie (Théorie du code pénal) n'aurait pu tracer le cercle de son application, sans descendre à des définitions scientifiques qui ne sont point de son ressort, et dont l'expérience aurait sans doute plus tard démontré l'erreur. Il lui a suffi de poser une règle : la justification des individus qui sont dans un état d'aliénation mentale. »

Marc, un des premiers, fit observer que cette acception si large donnée au mot démence et qui le rend synonyme d'aliénation mentale ou de folie, ne saurait être adoptée dans le langage médical, qui pour les besoins des investigations médico-judiciaires, doit autant que possible être rigoureux.

Les jurisconsultes eux-mêmes ont senti cette nécessité lorsqu'ils disent : « La démence est une débilité particulière des opérations de l'entendement et des actes de la volonté. Cette espèce de folie se caractérise par la perte de la mémoire et l'abolition de la pensée. La tête du malade, suivant l'expression d'un auteur, n'est plus qu'une boîte où les idées qu'il avait acquises, avant la maladie, s'agitent sans liaison et sans ordre ».

La définition que nous avons déjà donnée et qui est due à M. Ach. Foville fils nous semble d'une application rigoureuse au point de vue médico-légal : « C'est une espèce particulière d'aliénation mentale, caractérisée par la perte totale ou partielle des facultés intellectuelles morales et affectives.

« Les investigations médico-judiciaires sur les cas de démence se présentent plus souvent en matière civile qu'en matière criminelle, parce qu'il est rare que la démence, à moins qu'elle soit incomplète ou qu'elle soit consécutive à un délire partiel, dont elle conserve encore quelques traces, conduise à des déterminations contre la sûreté des personnes et des propriétés, tandis qu'il est, au contraire, assez commun de voir contester la validité des actes civils pour cause de démence. »

C'est ainsi que Marc s'exprime dans son traité sur la folie et cette observation est empreinte d'une justesse remarquable touchant les malades particuliers auxquels nous avons affaire, les déments séniles.

S'il est une question difficile à résoudre en matière d'aliénation mentale et dont les conséquences ont la plus haute portée, c'est celle des testaments. Encore cette question se pose-t-elle le plus fréquemment en présence d'un vieillard et c'est là que le médecin doit faire appel à toutes les ressources dont il dispose pour formuler un diagnostic, pour apprécier dans chaque cas, à sa juste valeur, l'influence des causes qui ont pu agir.

Bien qu'aux dernières limites de l'existence, les facultés intellectuelles soient généralement compromises, il est à peine besoin de dire que la vieillesse ne constitue pas en elle-même une incapacité de disposer. « *Senium quidem ætatis, vel ægritudinem corporis, sinceritatem mentis tenentium, testamenti factionem certum est non auferre* » (Code civil).

Un certain nombre d'arrêts rendus par la Cour de Paris en font foi. Il faudrait pour que l'acte soit attaquable que le vieillard soit, comme on dit communément, tombé en enfance, et encore serait-il nécessaire que cette décrépitude ait atteint l'intelligence et la volonté et les ait paralysées. Les jurisconsultes déclarent en outre que pour pouvoir attaquer un testament à cause de démence sans que l'interdiction ait été ni provoquée, ni prononcée, il faut que les faits articulés soient assez précis pour caractériser la démence ; la preuve de quelques bizarreries étant insuffisante.

En cette matière, tout est question d'espèce ; c'est ainsi que dans certains cas les dispositions testamentaires ont été invalidées alors qu'elles ne renfermaient pas en elles-mêmes les preuves de la démence. Un testament a pu être déclaré nul pour insanité d'esprit résultant d'actes de démence commis avant et après le testament, si ces actes ne permettent pas de penser que le testateur avait la plénitude de ses facultés au moment même de la confection du testament, lorsqu'il le copiait sur le modèle qu'on lui avait remis (Cass. 5 août 1855).

D'autres fois l'incapacité du testateur a été déclarée parce qu'au moment même où il disposait il était privé de l'usage de ses facultés. Le vieillard peut au moment où il fait une donation être atteint de délire fébrile, il peut être sous le coup d'une attaque d'apoplexie, il peut être en état d'ivresse, il peut avoir agi sous l'influence d'une hallucination ; dans tous ces cas cependant il s'agit d'un état transitoire qui n'entraine pas la folie habituelle ; or le législateur est formel à cet égard : « *In eo qui testatur, ejus temporis, quo testamentum facit, integritas mentis exigenda est* ».

Dans tous les cas, la preuve testimoniale, en cette matière ne peut être admise qu'avec une extrême circonspection, car elle est, de sa nature, fragile, incertaine, périlleuse, surtout quand il s'agit de l'interprétation d'un fait moral, de l'état intellectuel du testateur. Elle doit être écartée quand elle ne porte pas sur une articulation grave, précise et concordante, quand les faits allégués sont en désaccord avec les vraisemblances ou déjà contredits par l'ensemble des documents visés au procès, quand ils manquent de précision et de gravité, et que d'ailleurs le fait dominant serait la prétendue absence de mémoire ; attendu que ce fait n'a rien de concluant, que la mémoire est la faculté de l'esprit humain qui se développe le plus vite et se perd le plus tôt, que souvent dans la vieillesse elle disparaît avant la raison ; que la perte du souvenir du passé n'empêche pas la compréhension des choses présentes ni l'exercice de la libre volonté, que souvent même cette volonté devient plus tenace dans un âge plus avancé (Cour de Lyon).

Il est encore un cas que nous ne pouvons omettre c'est celui dans lequel un vieillard étant mort, l'autopsie étant pratiquée, les héritiers directs déçus dans leurs espérances demandent la nullité du testament en raison de ce que l'autopsie a permis de découvrir des lésions cérébrales. En d'autres termes peut-on rechercher dans une autopsie la preuve de la démence du disposant ?

Nous ne le croyons pas et nous avons pour nous l'autorité de Legrand du Saulle : « Sans doute l'autopsie pourra fournir la preuve de certaines altérations de l'intelligence, de certaines affections du cerveau, mais ce qu'il sera presque impossible de prouver, c'est que ces affections existaient précisément à l'époque même où a été faite la disposition, et d'ailleurs, alors même que cette circonstance pourrait être établie, comment prouver que l'acte a été fait sous l'influence de la maladie ? »

Cette question s'est posée plusieurs fois devant les tribunaux et nous croyons qu'il ne faut pas hésiter à la résoudre négativement.

En résumé, le rôle du médecin est d'éclairer les magistrats sur la plénitude entière ou sur la lésion totale ou partielle des facultés d'un individu, au moment où il a fait son testament ; mission délicate entre toutes et pour laquelle il est indispensable que les questions de médecine soient très familières à l'expert commis en pareil cas.

Il faut qu'il apprécie le degré de désorganisation des facultés, qu'il pèse l'état cérébral du testateur afin de savoir si l'on n'a point profité de cet état pour spolier des héritiers naturels, si les perfides conseils d'un entourage impatient et avide n'ont point intimidé sa faiblesse.

Mais, devons-nous le dire, le médecin doit rester médecin et se borner à poser un diagnostic. Cet homme qui avant de quitter la vie accomplit le dernier de tous ses actes civils, un des plus solennels, cet homme est-il capable dans le sens juridique du mot, l'était-il au moment où il testait : c'est à ces questions qu'il faut répondre et à ces questions seules.

Il est inutile d'insister plus longtemps sur l'importance de l'intervention médicale dans ces circonstances, cependant nous ne pourrions terminer ce qui a trait à la question des testaments, sans rapporter ici l'opinion de Legrand du Saulle dont la compétence à cet égard ne saurait être mise en doute :

« Sans croire, comme Labruyère, que le discernement est ce qu'il y a de plus rare au monde après les diamants et les perles, nous avons l'intime conviction que tous les jours des familles sont injustement frustrées par des actes irréfléchis, signés à la dernière heure sous la dissolvante pression de l'intérêt ou émanant d'une raison troublée, d'une conscience incomplète et d'une volonté malade. Le testament n'est point attaqué, dans la très grande majorité des cas, à cause des frais onéreux que suscite une opposition de cette nature : l'intrigue dépouille ainsi la probité.

Mais à qui la faute ? nous dira-t-on. La faute en est très souvent au médecin traitant, qui, mû d'ailleurs par un sentiment de retenue et de délicatesse que nous apprécierions grandement s'il n'était intempestif, attend toujours trop tard pour prévenir les familles ou le malade que la satisfaction de mettre ses affaires en ordre donne un grand calme à l'esprit. Une réserve outrée dans ce cas met en péril de graves intérêts. L'homme de l'art n'est pas seulement un thérapeutiste, il doit se montrer aussi le défenseur et l'ami de celui qui souffre, il doit le soulager souvent, le conseiller toujours et veiller jusqu'à un certain point, si l'état mental périclite, à ce que le vol ne s'organise pas à son chevet. Il ne sort pas de son rôle puisqu'il se montre honnête homme. »

CONCLUSIONS

Nous allons résumer en quelques mots les conclusions qui se dégagent de ce modeste travail.

I. — Dans l'étude des maladies mentales du vieillard il faut avant tout se préoccuper de la question du terrain sur lequel évoluent les troubles psychiques. Il faut en outre se garder de confondre la sénilité avec la démence ; la sénilité est l'état physiologique, la démence un état pathologique.

II. — La démence sénile est la forme d'aliénation mentale la plus commune chez les vieillards. Son diagnostic est important en raison du pronostic fatal qu'il comporte.

III. — Quant aux psychopathies pures, aux vésanies, leur existence ne saurait être contestée. Parmi celles-ci la plus fréquente est la mélancolie.

Viennent ensuite la manie, le délire de persécution, le délire ambitieux, le délire alcoolique.

IV. — On observera d'une façon tout à fait exceptionnelle la paralysie générale.

V. — Le suicide est au moins aussi fréquent pendant la vieillesse qu'à toute autre époque de la vie. Les vieillards qui attentent à leurs jours sont généralement des mélancoliques.

VI. — Le testament qui émane d'un vieillard peut être l'objet d'une demande en nullité pour cause d'aliénation : le médecin, seul juge de l'état mental du testateur, doit pour juger sainement être rompu aux difficultés de la psychologie morbide.

BIBLIOGRAPHIE

Ball. — *Leçons sur les maladies mentales.* Paris, 1880.

Christian et **Ritti.** — Article Paralysie générale du *Dictionnaire encyclopédique des sciences médicales.*

Christian. — Article Hallucination. *Dictionnaire encyclopédique.*

Esquirol. — *Des maladies mentales considérées sous les rapports médical, hygiénique, médico-légal.* Paris, 1838.

A. Foville. — Article Démence *Nouveau dictionnaire de médecine et de chirurgie pratiques.*

L. Klein. — *Du délire des grandeurs.* Thèse, Paris, 1888.

Journiac. — *Du délire hypocondriaque.* Thèse, Paris, 1888.

Marc. — *De la folie considérée dans ses rapports avec les questions médico-judiciaires.* Paris, 1840.

P. Moreau de Tours. — Article Suicide. *N. Dictionnaire de médecine et de chirurgie.*

Ball et Chambard. — Article Démence. *Dict. encyc.*

Régis. — *Manuel pratique de médecine mentale.* Paris, 1885.

Legrand du Saulle. — *Étude médico-légale sur les testaments contestés pour cause de folie.* Paris, 1889.

L. Arnaud. — *Recherches cliniques sur la paralysie générale.* Thèse, 1888.

A. Voisin. — *Traité de la paralysie générale des aliénés.* Paris, 1879.

Griesinger. — *Traité des maladies mentales.* Traduction Doumic. 1865.

TABLE DES MATIÈRES

IMPRIMERIE LEMALE ET Cie, HAVRE.

A LA MÊME LIBRAIRIE

TRAITÉ DU PALPER ABDOMINAL

AU POINT DE VUE OBSTÉTRICAL ET DE LA VERSION PAR MANŒUVRES EXTERNES

Par A. PINARD

Professeur agrégé à la Faculté de médecine de Paris
Accoucheur de la Maternité de Lariboisière, Chevalier de la Légion d'honneur.

Un vol. in-8 raisin de 400 pages avec 27 figures intercalées dans le texte et précédé d'une préface de M. le professeur **Pajot**. — Deuxième édition revue et très augmentée. — Prix..... **8 fr.**

BALME. — **De l'hypertrophie des amygdales** (*Palatine, pharyngée, linguale*). Prix . . 4 fr.

BAGOU. — **La tuberculose pulmonaire dans le diabète sucré.** Prix . . . . 2 fr.

BATLLE. — **Diagnostic précoce de la phtisie pulmonaire** (*Valeur séméiologique des respirations anormales*). Prix . . . 4 fr.

BOISVERT. — **Étude clinique des formes atténuées de la paralysie alcoolique** Prix. . . . . 4 fr.

CHAMORRO. — **Contribution à l'étude de la tuberculose aiguë des articulations.** Prix. . . . . 2 fr.

CHUQUET. — **Étude sur le cathétérisme rétrograde.** Prix. . . . . 2 fr.

CHRETIEN, ancien interne des hôpitaux. — **De la thyroïdectomie.** Prix . . . . 4 fr.

DAURIAC. — **Du cancer primitif de la région clitoridienne.** Prix. . . . . 2 fr. 50

DEMOULIN, ancien interne des hôpitaux. — **Ostéomyélite chronique d'emblée — diagnostic avec les ostéosarcomes.** Prix. . . . . 3 fr.

DIEUDONNÉ. — **Difficultés du diagnostic dans quelques cas de vomiques et de fausses gangrènes du poumon.** Prix. . . . . 2 fr.

HAMEAU. — **Traitement des abcès par congestion à l'aide des injections d'éther iodoformé.** Prix. . . . . 2 fr.

JACQUET, ancien interne des hôpitaux. **Des syphiloïdes postérosives.** Prix. 1 50

LANCIAL. — **De la thrombose des sinus de la dure-mère.** Prix. . . . . 5 fr.

LEJARS, prosecteur à la Faculté. — **La masse de Teichmann,** *exposée d'après le mémoire et les enseignements de l'auteur.* Prix . . 0 fr. 75

MARCHANT (Gérard). — **De la résection dans l'ostéomyélite et spécialement dans les nécroses diaphysaires.** Prix. . . . . 2 fr.

MARTY. — **Le lupus du larynx.** Prix. . . . . 5 fr.

MERCIER. — **Étude sur la fièvre typhoïde avec lésions prédominantes du gros intestin.** Prix. . . . . 2 fr.

NIVIÈRE. — **De la perte des réflexes tendineux dans le diabète sucré.** Prix . . . 3 fr.

D'OGER DE SPÉVILLE. — **Contribution à l'étude de la maladie de Morvan.** Prix . . 3 fr.

PANNÉ, ancien interne des hôpitaux. — **De la trachéotomie dans le croup avec chloroforme et procédé lent.** Prix . . 2 fr. 50

PEREZ. — **Exploration des uretères.** Prix . . . . 2 fr.

PAVLIDÈS. — **Des arthropathies tabétiques du pied** (onze planches en couleur et en phototypie. Prix. . . . . 8 fr.

POTOCKI, ancien interne des hôpitaux. — **Des méthodes d'embryotomie et en particulier de l'embryotome rachidien du professeur Tarnier,** 330 p., 77 fig. dans le texte et une pl. en couleur. Prix. . . . . 8 fr.

ROUCHES. — **Du claquement d'ouverture de la mitrale** (*Étude clinique, séméiologique et pathogénique*). Prix . . . 2 fr.

SIBILAT. — **Contribution à l'étude du traitement de la syphilis par la méthode de Scarenzio,** 196 p. et nombreux tableaux. Prix . . . . 5 fr.

VASSAUX. — **Recherches sur les premières phases du développement de l'œil chez le lapin,** avec 2 pl. Prix . . 2 fr.

IMPRIMERIE LEMALE ET Cie, HAVRE

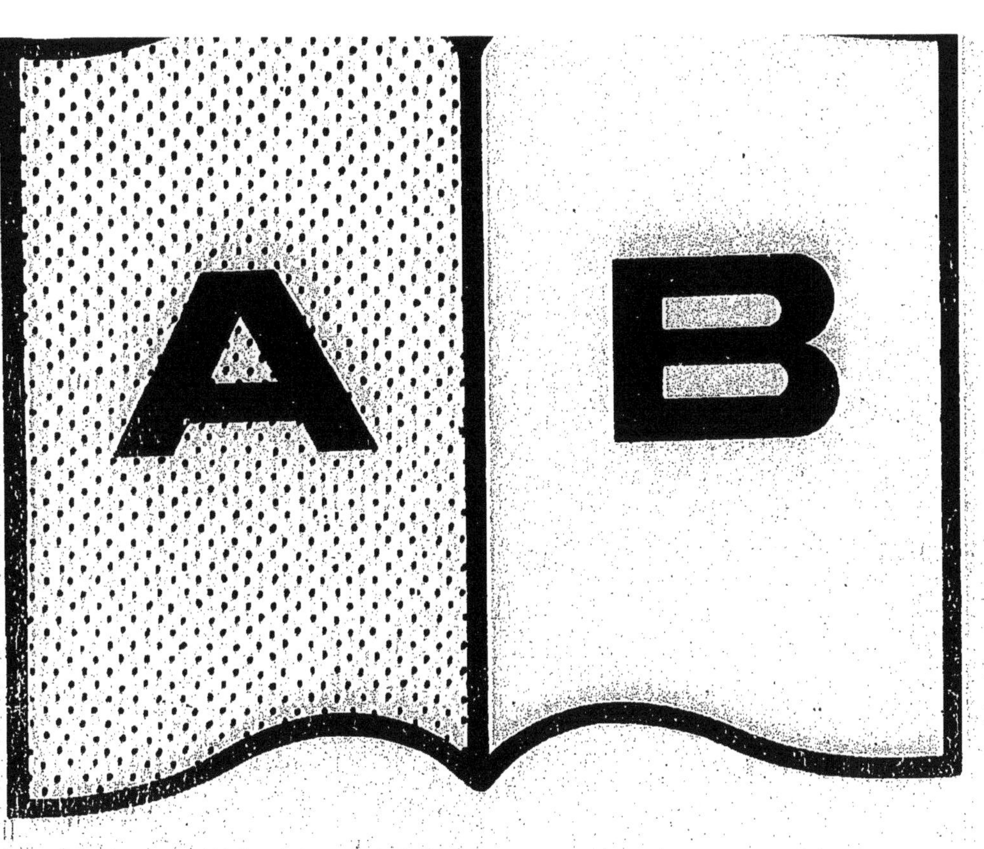

Contraste insuffisant

NF Z 43-120-14

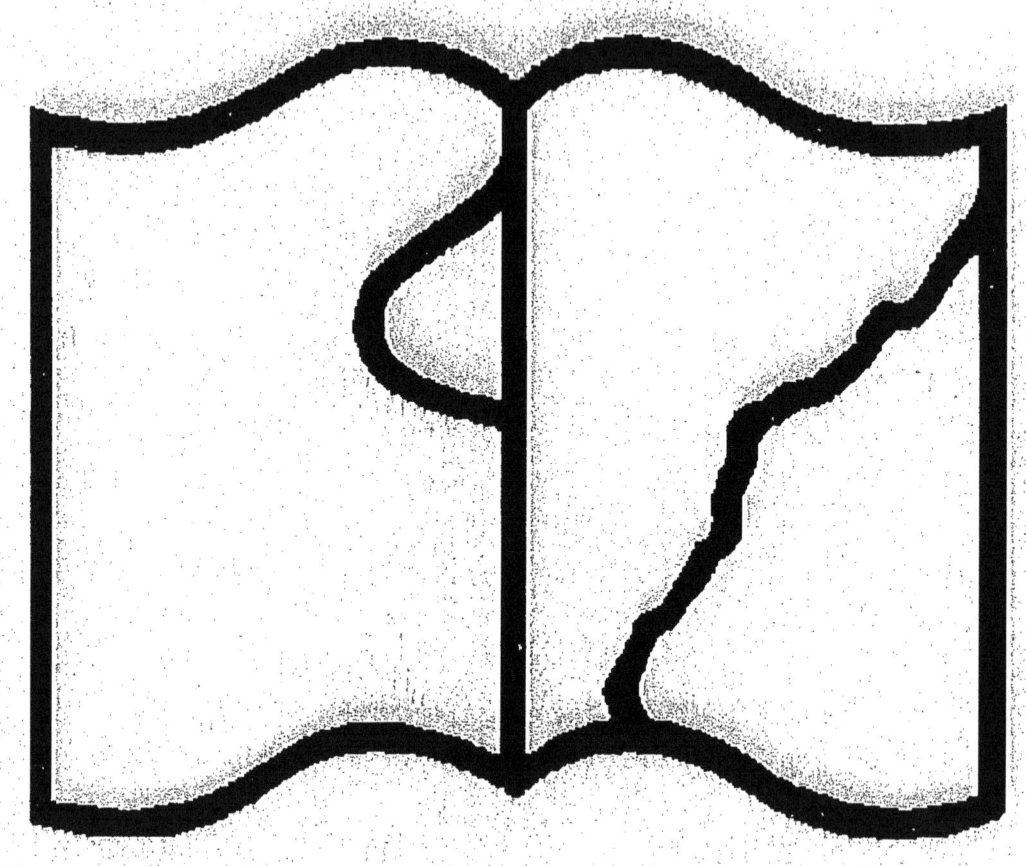

Texte détérioré - reliure défectueuse

NF Z 43-120-11

www.ingramcontent.com/pod-product-compliance
Ingram Content Group UK Ltd.
Pitfield, Milton Keynes, MK11 3LW, UK
UKHW021038230726
13926UKWH00004B/1536

9 782016 200704